insel taschenbuch 5034

Prof. Dr. Andreas Michalsen

Die Natur-Docs

Meine besten Heilmittel für Gelenke

Arthrose, Rheuma und Schmerzen

Immer mehr Menschen leiden weltweit unter Gelenkerkrankungen. Knie-, Hüft-, Finger- und Schulterarthrose sind Volksleiden geworden und auch die rheumatischen Entzündungen sind auf dem Vormarsch. Die Schulmedizin hat in der Behandlung der Gelenkerkrankungen zahlreiche Fortschritte erzielt, aber meist nur auf dem Gebiet der Operationen, die häufig nicht notwendig wären, und der Medikamente, die oft mit Nebenwirkungen behaftet sind.

Viel zu wenig beachtet und genutzt werden die vielfältigen Verfahren der Naturheilkunde bei Arthrose, Rheuma und Gelenkschmerzen, die oft als Folge unseres modernen Lebensstils auftreten: Bewegungsmangel, Ernährung, Stress, Übergewicht. Das Spektrum der naturheilkundlichen Behandlungsmethoden ist überraschend breit: von Heilfasten, Yoga, speziellen Gelenkübungstechniken, Heilpflanzentherapie, Kneipp-Therapie bis zu Akupunktur, Ayurveda, Blutegeln und Schröpfen.

Andreas Michalsen beschreibt die Vor- und Nachteile schulmedizinischer und naturheilkundlicher Behandlung und empfiehlt in detaillierten Übersichten die besten Therapien der Naturheilkunde bei Gelenkerkrankungen.

Prof. Dr. med. Andreas Michalsen, geboren 1961 in Bad Waldsee als Sohn eines Kneipp-Arztes, ist Internist, Ernährungsmediziner und Fastenarzt. Als Professor für klinische Naturheilkunde der Charité Berlin und Chefarzt der Abteilung Naturheilkunde am Immanuel Krankenhaus Berlin forscht, lehrt und behandelt er mit den Schwerpunkten der Ernährungsmedizin, des Heilfastens und der Mind-Body-Medizin. Michalsen publiziert und referiert international im Bereich der Naturheilkunde und der Komplementärmedizin.

Prof. Dr.
Andreas Michalsen

Die Natur-Docs

Meine besten Heilmittel für Gelenke

Arthrose, Rheuma und Schmerzen

Herausgegeben von
Friedrich-Karl Sandmann

Insel Verlag

Inhalt

Vorwort

Wir alle möchten ein Leben in Gesundheit, ohne Schmerzen und Beschwerden führen. Viele Erkrankungen sind schicksalhaft, viele treten glücklicherweise nicht zu häufig auf, manch andere treten ab einem gewissen Lebensalter sehr häufig auf. In der Medizin spricht man dann von »Volkskrankheiten«. Die Volkskrankheit, die fast zwangsläufig ab einem gewissen Alter kommt und fast jeden betrifft, ist die Arthrose – und andere Formen von rheumatischen, manchmal auch entzündlichen, Gelenkerkrankungen. Sie alle sind nicht lebensbedrohlich, können aber das Leben und die Lebensqualität stark beeinträchtigen. Da die allgemeine Lebenserwartung steigt, nimmt auch die Häufigkeit an Arthrosen und Gelenkerkrankungen zu. Dementsprechend gibt es mehr Orthopäden, Schmerztherapeuten, Rheumatologen, Internisten, die von Patienten mit erstmalig auftretenden oder sich verschlechternden Gelenkbeschwerden und chronischen Schmerzen aufgesucht werden.

Ich bin nun schon seit fast 25 Jahren in der Naturheilkunde tätig, zuerst an den Kliniken Essen-Mitte, dann am Immanuel Krankenhaus Berlin und der Charité Berlin. Arthrosen und rheumatische Erkrankungen waren dabei immer ein Schwerpunkt meiner Tätigkeit. Bei fast jeder Sprechstunde und Visite unserer Patienten mit Gelenkerkrankungen geht es um die Fragen: Kann der Erkrankung – je nach Fall – mit den Methoden der Naturheilkunde entgegengewirkt werden? Mit welchen naturheilkundlichen Verfahren kann dies erfolgen? Was kann mit den naturheilkundlichen Verfahren – auch

Hand in Hand mit anderen Therapiemethoden – erreicht werden, und besteht die Möglichkeit, mit weniger Medikamenten auszukommen? Oder ist der Zeitpunkt für eine Operation gekommen?

Die Naturheilkunde hält bei Gelenkbeschwerden und Gelenkerkrankungen eine Vielzahl an Möglichkeiten bereit, Beschwerden und Schmerzen zu lindern, Krankheitsverläufe positiv zu beeinflussen und den Betroffenen Mobilität und Lebensqualität zurückzugeben – auch wenn die Erkrankung selbst nur selten heilbar ist. Gerade bei Gelenkerkrankungen zeigt sich die Wirksamkeit der Anwendung von naturheilkundlichen Verfahren – von Heilfasten über Akupunktur bis hin zur Blutegeltherapie – auf eindrucksvolle Weise. Dabei ist es wichtig, die verschiedenen Behandlungsmethoden bestmöglich zu kombinieren, den individuellen Menschen und seinen Lebensstil zu berücksichtigen und auch über das Gelenk hinaus zu denken und zu diagnostizieren. Denn auch wenn Gelenke viel mit Mechanik zu tun haben, der menschliche Körper ist keine Maschine, er lebt, er hat Selbstheilungskräfte – und diese kann man stimulieren, unterstützen und stärken, und auf der anderen Seite kann man die Resilienz, die Widerstandskräfte gegen widrige Faktoren, fördern.

Für Ärzte sind die häufig auftretenden »Volkskrankheiten« ein komplexes Gebiet und eine Herausforderung. Orthopädische Chirurgen können hervorragend operieren, die technischen Methoden, Geräte und Materialien werden stetig besser. Da sie sich aber immer stärker darauf fokussieren (müssen), sind sie meist ziemlich ahnungslos, was das Potenzial der Naturheilkunde anbelangt. Auf der anderen Seite schwören naturheilkundliche Ärzte und Therapeuten auf ihre Verfahren und sind manchmal überkritisch, was die modernen chirurgischen Verfahren angeht. Für Nicht-Mediziner ist die Orientierung am schwierigsten. Vieles hängt tatsächlich davon ab, auf welchen Arzt man als Erstes trifft und was er empfiehlt. Zu Recht werden heute immer öfter »Zweitmeinungen« vor Operationen eingeholt, aber die Erfahrung zeigt, dass auch bei diesen Terminen die ganzheitliche Betrachtung der Gelenkbeschwerden und -erkrankungen (und ihres Menschen!) die Ausnahme bleibt.

Am Immanuel Krankenhaus Berlin arbeiten naturheilkundliche Ärzte, Internisten, Orthopäden, Schmerzmediziner, Rheumatologen sowie Therapeuten aus den Bereichen der Physiotherapie, Ernährungsmedizin, Ordnungstherapie sowie Ayurveda- und Yoga-Therapeuten Hand in Hand. Dadurch hat sich ein wohl einmaliger Erfahrungsschatz aufgebaut in der Einschätzung, was und wann bei wem am besten (bei der jeweiligen Gelenkerkrankung und dem jeweiligen Beschwerdebild) hilft. Da dies so ist und ich weiß, dass in den Arztpraxen meist die Zeit für eine umfassende Beratung und Abwägung fehlt, habe ich mich dazu entschlossen, dieses Buch zu schreiben. Mit diesem Buch möchte ich Sie umfassend über das Wissen und den Erfahrungsschatz der Naturheilkunde informieren sowie über die vielfältigen Möglichkeiten, die bei den verschiedenen Formen von Gelenkerkrankungen wirksam helfen können. Natürlich bleibt es weiterhin am wichtigsten, vom Arzt Ihres Vertrauens gut untersucht und behandelt zu werden. Sie werden aber nach der Lektüre besser einschätzen können, was für Sie gut oder vielversprechend sein kann. Vor allem möchte ich Ihnen auch die besten Methoden der Selbsthilfe und die der Aktivierung und Stärkung der Selbstheilung erläutern und an die Hand geben. Meist kann man damit viel mehr erreichen als (auch von Ärzten) gedacht.

Mit diesem Buch möchte ich Sie dazu einladen, den Weg hin zur Linderung und Besserung Ihrer Beschwerden und Ihres Krankheitsbildes auch zu einem gewissen Teil selbst in die Hand zu nehmen! Probieren Sie bewährte naturheilkundliche Verfahren aus, die Sie leicht selbst durchführen können: Mobilisierungsübungen, Stressreduktion und Yoga, gesunde Ernährung und Fasten, Kneippgüsse, Anwendungen mit Wärme oder Kälte und Heilpflanzen. Neben den möglichen guten Wirkungen auf Ihre Gelenkbeschwerden profitieren Sie dann auch von einer Besonderheit der Naturheilkunde: Naturheilkundliche Therapien wirken meist gleichzeitig auch auf andere Beschwerden und Erkrankungen. So lindert Fasten nicht nur Gelenkentzündungen, sondern senkt auch erhöhten Blutdruck, kann Diabetes heilen oder auch Darmbeschwerden lindern.

Kälteanwendungen und Kneippgüsse können nicht nur an den Gelenken Gutes leisten, sondern auch Ihr Immunsystem unterstützen und Herzbeschwerden lindern. Heilpflanzen wie Gelbwurz (Kurkuma) oder Ingwer wirken entzündungshemmend, nicht so stark wie Ibuprofen oder Cortison, aber sie wirken – und haben gleichzeitig günstige Wirkungen auf das psychische Befinden und den Blutzucker- und Cholesterinspiegel.

In diesem Buch werde ich Sie immer wieder ermutigen, diese und andere naturheilkundliche Verfahren selbst auszuprobieren und die Wirkung zu erleben. Arthrose ist gerade auch durch die Möglichkeiten der Naturheilkunde kein Schicksal, sondern ein medizinisches Problem, für das es viele gute Möglichkeiten für eine Beschwerdebesserung und nicht selten komplette Beschwerdefreiheit gibt. In diesem Sinne wünsche ich Ihnen gute Besserung!

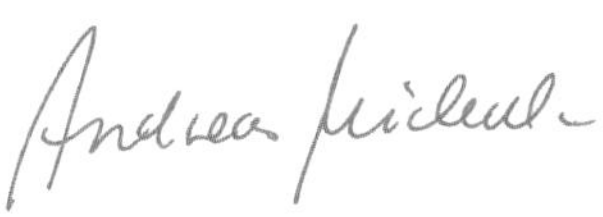

Prof. Dr. med. Andreas Michalsen

Einleitung

Gelenkerkrankungen mit den Methoden der Naturheilkunde behandeln und heilen

Schon in meinem Buch »Heilen mit der Kraft der Natur« habe ich dafür plädiert, dass wir eine neue Medizin brauchen, die den Menschen ganzheitlich betrachtet und individuell behandelt: eine Medizin mit den hervorragenden Möglichkeiten der Schulmedizin, die Hand in Hand geht mit den erfolgreichen Behandlungsmethoden der modernen Naturheilkunde, deren lang erprobte, klinisch erforschte und nachweisbar wirkungsvolle Verfahren auf den einzelnen Patienten abgestimmt werden können – und die sich eben nicht nur um Krankheiten oder Symptome kümmert, sondern den Menschen und seinen individuellen Lebensstil in den Mittelpunkt ihres Behandlungsansatzes stellt. Denn die Schulmedizin stößt oftmals dort an ihre Grenzen, wo sie nur symptomatisch behandelt und sich infolgedessen Beschwerdelinderung nur für kurze Dauer einstellt, dafür aber die Kosten der Behandlung und vor allem auch die Nebenwirkungen durch eingesetzte Medikamente steigen. Hinzu kommt: Gerade bei Gelenkerkrankungen wird, wie ich im Folgenden noch weiter ausführen werde, zu viel gespritzt und viel zu oft und zu schnell operiert, ohne dass zuvor alle Möglichkeiten der Behandlung ausgeschöpft werden.

Seit 2009 bin ich Professor für klinische Naturheilkunde der Charité und Chefarzt der Abteilung für Naturheilkunde am Berliner Immanuel Krankenhaus, einer Fachklinik für chronische und rheumatische Erkrankungen –, die ausgestattet ist mit 60 stationären Betten, einer Hochschulambulanz für Naturheilkunde der Charité. Dazu kommt eine Tagesklinik, in der spezialisierte Therapeuten und Psychologen gemeinsam mit den Ärzten alles, was man selbst für die Gesundung tun kann, von Stressreduktion, Meditation, Bewegung, Ernährung bis zur umfangreichen naturheilkundlichen Selbsthilfe, in einem intensiven Schulungsprogramm für chronisch Erkrankte vermitteln. Zusammen mit einem Team aus spezialisierten Fachärzten, Wissenschaftlern, naturheilkundlich erfahrenen Pflegekräften, Physiotherapeuten, Ordnungstherapeuten, Ayurveda- und Yoga-Therapeuten bringen wir für die Behandlung von Arthrosen und weiteren Gelenkerkrankungen das Beste aus Schulmedizin und

Naturheilkunde zusammen – eine integrative Medizin, die unserer Erfahrung nach die besten Behandlungserfolge bei chronischen Erkrankungen erzielt.

Naturheilkundliche Therapien haben das Ziel, die Selbstheilungskräfte der Patienten zu stärken. Sie regen den Organismus dazu an, seine Gesundheit aus eigener Kraft wiederzuerlangen. Dabei werden neben klinischen Befunden einschließlich der sorgfältigen Untersuchung und modernen Diagnostik auch andere Ebenen ausgewertet und in den Blick genommen: die Konstitution, die Psyche, die Biografie oder der Lebensstil eines Patienten. Die vielfältigen, wirkungsvollen Verfahren der Naturheilkunde setzen also gegen Krankheiten an *und* berücksichtigen dabei auch die Menschen, die sie erleiden. In der europäischen Medizin hat die Naturheilkunde eine große Tradition. Die steigende Nachfrage der Patienten beweist, dass ein wachsender Anteil der Bevölkerung im Krankheitsfall *auch* mit den Methoden der modernen Naturheilkunde behandelt werden möchte. Aus diesem Grund sind wir, die Abteilung Naturheilkunde des Immanuel Krankenhauses Berlin und der Charité

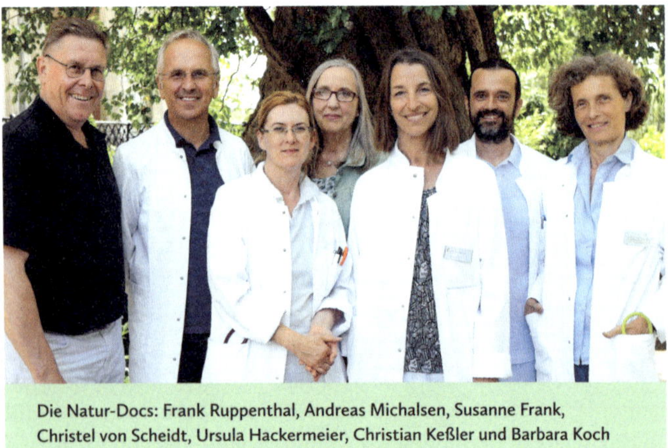

Die Natur-Docs: Frank Ruppenthal, Andreas Michalsen, Susanne Frank, Christel von Scheidt, Ursula Hackermeier, Christian Keßler und Barbara Koch

Berlin – die OberärztInnen Susanne Frank, Barbara Koch, Ursula Hackermeier und Christian Keßler, die Leiterin der Mind-Body-Medizin Dipl.-Psych. Christel von Scheidt und der Leiter unserer Physikalischen Therapie Frank Ruppenthal –, nun auch im Fernsehen »im Einsatz«: Innerhalb der NDR-Gesundheitssendung *Visite* sind wir 2021 als »Die Natur-Docs« gestartet. Seit vielen Jahren behandeln wir in unserer Abteilung Tausende von Patienten mit den Methoden der Naturheilkunde. Als »Die Natur-Docs« möchten wir naturheilkundliche Behandlungsmethoden als unverzichtbaren Bestandteil der modernen Medizin vorstellen und anschaulich demonstrieren, wie wirksam die moderne Naturheilkunde behandelt. Und gerade bei Arthrosen, Gelenkentzündungen und chronischen Schmerzen kann sie Heilung und erhebliche Beschwerdelinderung erwirken – dies haben wir schon in den ersten Folgen der »Natur-Docs« zeigen können.

Die Natur-Docs – behandeln mit den Methoden der Naturheilkunde

So wie Sie es bei den »Natur-Docs« sehen und mitverfolgen können, so möchte ich Ihnen in diesem Buch die besten und erfolgreichen Naturheilverfahren bei Gelenkerkrankungen vorstellen, erklären und zusammenfassen – und Sie zur erfolgreichen (Selbst-)Behandlung motivieren. Denn: Wir sind bei der Behandlung von degenerativen und entzündlichen Gelenkerkrankungen nicht ohnmächtig, es gibt einen Weg aus dem Teufelskreis der Schmerzen, verursacht von Arthrose und rheumatischen Erkrankungen.

Wie ich als Internist und Intensivmediziner zur Naturheilkunde kam, habe ich bereits in meinem Buch »Heilen mit der Kraft der Natur« ausführlich geschildert. Schon damals als junger Arzt war mein Weg zur Naturheilkunde eine Entscheidung für eine »Zuwendungsmedizin«, die ganzheitlich vorgeht und ebendeshalb weniger schnell an ihre (technischen) Grenzen und Möglichkeiten stößt.

Überhaupt war und ist es auch eine Entscheidung von der technisierten Sicht auf die Dinge und die Welt – und ihre Menschen – hin zur Natur, die uns nicht nur umgibt, sondern deren Teil wir sind. Die Natur hält alles für uns bereit, und die Naturheilkunde hat diesen Grundsatz erkannt und sich die Prinzipien, die die Natur uns vorgibt, zu eigen gemacht und wendet diese gezielt für die Therapie und die maximale Unterstützung der Selbstheilkräfte an. Jeder von uns hat diese Selbstheilungskräfte, sonst könnten kein chirurgischer Schnitt und keine Wunde heilen, und diese können wir gezielt nutzen und unterstützen. Naturheilkunde bedeutet, mit der Natur und nicht gegen sie zu leben. Mein Großvater und mein Vater waren ebenfalls überzeugte »Anhänger von Naturheilverfahren«, und bei uns zu Hause wurde viel von Patienten, woran sie litten und was sie taten, erzählt – was immer eine Welt hinter und neben den eigentlichen Krankengeschichten eröffnete, die dann in die Therapien miteinbezogen werden konnte. Ein Grundsatz, hinter dem ich und mein Team auch heute fest stehen und den wir immer in unsere Arbeit miteinbeziehen.

Wie »funktioniert« die Naturheilkunde?

Das wichtigste Grundprinzip der Naturheilkunde ist das Zusammenspiel von Reiz und Reaktion. Ein Reiz, der gesetzt wird, löst eine Reaktion unseres Organismus aus und aktiviert damit die Selbstregulation und Selbstheilung. Dies ist ein ganz natürliches Prinzip von Mutter Natur, das in der Naturheilkunde seine Anwendung findet. Dass die Reaktionen individuell sehr unterschiedlich sein können – abhängig von der Konstitution, dem Lebensalter, der Stärke des Reizes und der Häufigkeit, in der er gesetzt wird – und auch etwas Zeit brauchen, lässt manche Schulmediziner glauben, eine naturheilkundliche Behandlung »wirke« nicht. Doch sie verkennen das Prinzip: Während die konventionelle Medizin Krankhaftes von außen eliminiert, für die jeweiligen Erkrankungen für alle die gleichen Medikamente und Operationen vorsieht und dabei häufig schnelle (aber auch oft nur kurzfristige) Erfolge erzielt, arbeitet die Naturheilkunde mit dem »Herauskitzeln« der Selbstheilungskraft: Sie will den Organismus also wachrütteln und dazu anregen, seine Gesundheit aus eigener Kraft wiederzuerlangen.

Dabei setzt sie auf die richtigen Reize in der richtigen Stärke, um erfolgreich zu behandeln. Und schon sind wir bei der zweiten wichtigen Erkenntnis zur Grundwirkungsweise der Naturheilkunde, dass nämlich die (richtige) Dosis die (richtige) Wirkung erzielt, was sich unter dem Begriff *Hormesis* (griech. Anregung, Anstoß) zusammenfassen lässt. Schon Paracelsus erkannte im 16. Jahrhundert, dass eine geringe, sonst giftig wirkende Substanz eine positive Wirkung erzielen kann – in kleinen Dosen eben, als Anregung und Anstoß für eine gewünschte Körperreaktion, siehe Abb. unten.

Nun arbeiten wir am Immanuel Krankenhaus nicht mit toxischen Substanzen, aber ein gutes Beispiel für dieses Prinzip sind die Substanzen Allicin in Knoblauch, Curcumin in Gelbwurz (Kurkuma), zahllose Polyphenole und Flavone in dunklen Beeren: Sie sind bekannt für ihre gesundheitsfördernden Eigenschaften:

Hormesis-Prinzip

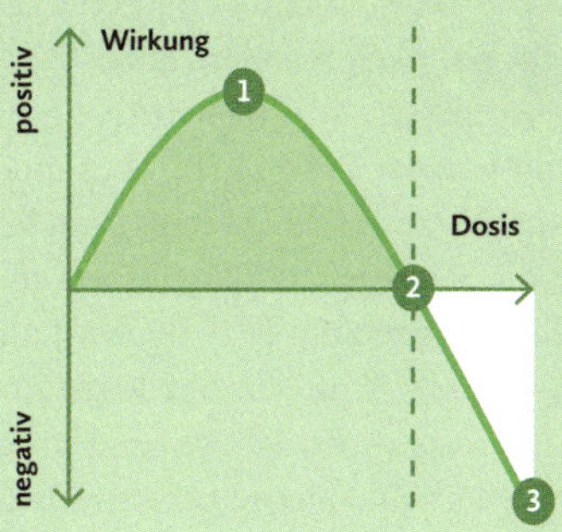

Hormesis ist das Zusammenspiel von Reiz/Dosis und Reaktion/Wirkung – die Dosis ist also entscheidend für Nutzen oder Nachteil; am Beispiel Sonne: Bis zu einer gewissen Dosis ist das »Sonne-Tanken« der Gesundheit zuträglich und förderlich. Wird der Scheitelpunkt der verträglichen Dosis überschritten (1), kommt es zum Umkehreffekt (2): Die Sonneneinstrahlung beginnt die Haut und das Erbgut zu schädigen (3).

immunstärkend, entzündungshemmend, antibakteriell und sie scheinen sogar präventiv gegen Krebs wirksam zu sein. Doch in sehr hohen Dosen können sie auch schädlich für den Körper sein. Nicht viel anders ist es mit Sport und Bewegung, Fasten oder Sonnenbaden. Die Selbstheilungskraft in der richtigen Art und Dosis zu reizen, zu stimulieren, zu unterstützen, das ist die Kunst guter Naturheilkunde. Manchmal, wie zum Beispiel beim Einsatz der Kältekammer mit minus 110 Grad, ist es auch ein subjektiv recht groß wahrgenommener Reiz, der nötig ist, um die entscheidende Reaktion hervorzurufen. Zu Beginn einer Kältetherapie werden die Patienten aber zunächst durch »wärmere« Kammern geschickt, um den Körper vorzubereiten und zu gewöhnen. Erst zum Schluss verbringen sie maximal drei Minuten in der kältesten Kammer. Die Effekte dieses Verfahrens sind beeindruckend: Schmerzen verschwinden, Entzündungen werden für Stunden oder sogar Tage gedämpft.

Da verschiedene Reize von sehr unterschiedlichen Reaktionen beantwortet werden können, bleibt bei der Naturheilkunde auch das Prinzip des »Erfahrens« ein ganz wichtiges, das Herantasten an die richtige Dosis-Wirkung-Beziehung. Nicht alles wirkt »auf den Punkt«, und so ist es bei der praktischen Anwendung und Erfahrung ganz entscheidend, dass sich Therapeuten und Patienten Zeit nehmen, Therapien gemeinsam zu erfahren und sich intensiv auszutauschen, also Verfahren nicht nur nach Standard anzuwenden, sondern auch ganz individuell anzupassen. Welche Reize die Naturheilkunde setzt, hängt nicht nur von der Erkrankung ab, sondern ganz stark auch von der Person, die davon betroffen ist, von ihrer Konstitution. Das macht auch die Selbstbehandlung immer effektiver. Je mehr und länger wir Erfahrungen mit Naturheilverfahren sammeln, desto besser lernen wir unsere Kräfte, unsere Ressourcen, aber auch die Schwachpunkte unseres Körpers kennen und können die Selbstbehandlung gezielter steuern und unsere Lebensweise darauf abstimmen.

Chronische Erkrankungen – Herausforderung für die moderne Medizin

Eine Herausforderung für die moderne Medizin sind die sogenannten Volkskrankheiten, die chronischen Erkrankungen. Sie sind die Folgen einer höheren Lebenserwartung, aber vor allem unseres stressreichen, bewegungsarmen, »unnatürlichen« Lebensstils und ungünstiger Ernährung. Auch die Genetik spielt eine Rolle, aber vermutlich ist die Bedeutung eher gering. Während man noch vor 20 bis 30 Jahren ungemein vieles der Genetik, den Erbfaktoren, anlastete, weiß die Wissenschaft heute, dass der Lebensstil dennoch das alles Entscheidende für das Auftreten und die Schwere der häufigsten chronischen Erkrankungen unserer Zeit ist.

Auch Arthrose, Rheuma und Gelenkerkrankungen gehören zu den immer häufiger auftretenden chronischen Erkrankungen weltweit. In Deutschland betrifft Rheuma etwa 1 Million Menschen, Tendenz steigend. Arthrosen sind noch bedeutend häufiger: Bei den über 60-Jährigen sind etwa 40 Prozent von irgendeiner Form von Arthrosebeschwerden betroffen, wir sprechen also wirklich über eine Volkskrankheit. Das Krankheitsbild und der Leidensdruck bei Arthrose sind vielfältig, darauf gehe ich im nachfolgenden Kapitel (ab Seite 26) näher ein.

Wir im Immanuel Krankenhaus haben uns auf chronische Erkrankungen spezialisiert – und wir haben inzwischen mehr als 30 000 Patienten mit chronischen Erkrankungsformen naturheilkundlich mit großem Erfolg behandelt. In der Regel erzielen wir deutliche Linderungen von Beschwerden und Verbesserungen der Lebensqualität, die auch weit über die Behandlung, sei sie ambulant oder stationär, zeitlich hinausreichen. Oftmals können in der Folge Schmerzmittel und Medikamente wie Cortison in ihrer Dosis reduziert oder auch Operationen vermieden oder zumindest verschoben werden. Wobei unser Ziel immer die Verbindung aus wirksamer Naturheilkunde und bester moderner, technischer Medizin ist. In gut abgestimmter Zusammenarbeit mit den rheumatologischen und orthopädischen Abteilungen am Immanuel Krankenhaus können wir die Diagnosen präzisieren und auch die schulmedizinischen Medikamente bestmöglich nutzen und, wenn es angezeigt ist, den richtigen Zeitpunkt für eine notwendige Operation mitdefinieren. Und auch in Vorbereitung vor und Regeneration nach einer Operation kann Naturheilkunde hervorragende Dienste leisten.

Unsere Herangehensweise ist geprägt von dem Verständnis, dass nicht Stillstand das Prinzip des Lebens ist, sondern Dynamik, nicht das Gleichgewicht, sondern die Fähigkeit zur Anpassung. Diesen Prozess des Hin- und Herschwingens versucht die Naturheilkunde durch ihre Reiz-Reaktions-Therapien in Gang zu setzen. Das kann durch Bewegung, Kälte oder Wärme geschehen, durch physikalische Reize wie eine Massage, Physiotherapie oder Akupunktur und Manualtherapie, durch biochemische Einflüsse wie Heilpflanzen (Phytotherapie) oder durch besondere Nahrungsmittel, aber auch durch das so wichtige Fasten – sowie seelisch-mentale Prozesse wie Stressreduktion, Yoga und Meditation. In dieser ganzheitlichen Sichtweise werden auch Verfahren aus verschiedenen Medizinsystemen wie der europäischen Naturheilkunde, der Chinesischen Medizin oder dem indischen Ayurveda kombiniert eingesetzt.

Was uns um- und antreibt, ist immer auch die Frage: Was ist Gesundheit und wie entsteht sie? Die Naturheilkunde ist nicht naiv, sie weiß, wann Operationen und starke Medikamente notwendig sind und wie gut es ist, dass unsere moderne Medizin diese bereithält. Bis dahin versucht sie aber auch die andere Perspektive zu beleuchten: Was hält uns eigentlich gesund? Warum bekommt ein Mensch Rheuma oder Kniearthrose – und was schützt andere davor, die diese Krankheiten nicht bekommen? Und vor allem: Wie können wir es bei der steigenden Lebenserwartung schaffen, bis ins hohe Alter mobil und fit zu sein und eine gute Lebensqualität zu bewahren? Das erklärte Ziel der Naturheilkunde ist, gesund und vital zu bleiben, bei Krankheiten die Regeneration zu unterstützen und die immer diesem Ziel zugrunde liegende Selbstheilungskraft zu stärken und zu maximieren.

Die Aktivierung der Selbstheilungskraft

Selbstheilungskräfte – hinter diesem Phänomen verbirgt sich nichts Spirituelles, sondern etwas zutiefst Wissenschaftliches, nämlich die Anpassungsfähigkeit unseres Körpers an die komplexen Herausforderungen des Lebens – die der Lebensbedingungen und der Umwelt. Als »modern« lebende Menschen macht es uns massiv zu schaffen, dass unsere Gene Hunderttausende bis Millionen Jahre alt sind. Diese Gene sind optimal auf die früheren Lebensbedingungen eingestellt, die wir aber in nur wenigen Jahrzehnten massiv verändert haben. Kommen wir den »Bedürfnissen« unserer Gene unserer Biologie wieder mehr entgegen, profitiert unsere Gesundheit davon enorm. So lässt sich auch das Phänomen erklären, dass sich als unheilbar angesehene chronische Erkrankungen wie Diabetes Typ 2, Bluthochdruck oder arthrosebedingte Schmerzsyndrome sehr wohl durch Naturheilkunde und einen anderen Lebensstil heilen lassen. Das kann uns gelingen, wenn wir uns wieder mehr so verhalten und leben, wofür wir biologisch geschaffen sind: indem wir uns viel und abwechslungsreich bewegen, dehnen, in der Natur, im Wald, im Wasser, uns auch mal Kälte oder Hitze und Licht und Sonne aussetzen, indem wir ab und an fasten, viel naturbelassenes Essen zu uns nehmen und uns keinem Dauerstress aussetzen beziehungsweise lernen, mit Stress anders umzugehen.

Ein Teil des natürlichen Heilungsvorgangs hängt aber auch mit dem Vertrauen zusammen, dass eine Therapie wirken wird. Denn wenn wir Ärzte Vertrauen zum Patienten aufbauen können, wecken wir Hoffnung und Zuversicht in ihm und wecken auch seinen »inneren Arzt« und seine Selbstheilungskräfte. Dies ist das große Missverständnis des Placeboeffektes. Er wird zu Unrecht meist abgetan, fast als eine Art Betrug abgewertet. Dabei ist es nichts anderes als unterstützte Selbstheilung. Wenn wir Vertrauen haben, dass die eingeschlagene Therapie uns helfen wird, hilft sie auch besser. Auch das gehört zu einer zeitgemäßen, modernen Heilkunst.

Die wirksamen Verfahren der Naturheilkunde bei Gelenkerkrankungen

Nur einen Schritt von Ihrem eigenen inneren Arzt entfernt stehen die vielfältigen Möglichkeiten, Gelenkerkrankungen mit naturheilkundlichen Methoden wirkungsvoll zu behandeln.

Das Spektrum der Möglichkeiten ist überraschend breit:

Bewegung und Physiotherapie

Durch abwechslungsreiche Bewegung, übende Aktivität und Physiotherapie werden Muskeln gekräftigt und damit die Gelenke entlastet. In den Muskeln werden stoffwechselaktivierende und schmerzlindernde Botenstoffe gebildet, Bänder und Sehnen behalten durch Dehnung und Zug ihre Geschmeidigkeit, durch Gelenkmobilisation wird der körpereigene Knorpelaufbau gefördert. Immer wird durch Bewegung die Durchblutung gesteigert und der Lymphfluss gefördert, was abschwellend wirkt.

Mind-Body-Medizin, Yoga und Meditation

Chronische Schmerzen werden oftmals durch langanhaltenden Stress, Überforderung und Sorgen mit ausgelöst und aufrechterhalten. Stress führt zur Muskelspannung und verstärkt Entzündungen im Körper. Auch die Schmerzverarbeitung im Gehirn wird durch Stress negativ beeinflusst. Da Schmerzen wiederum Stress verursachen, entsteht ein Teufelskreis. Durch Stressreduktion und regelmäßige, tiefe Entspannung kann dieser Stress-Schmerz-Kreislauf durchbrochen werden. Meditative Körperübungen wie Yoga, Feldenkrais, Eurhythmie oder Tai-Chi/Qigong sind zudem durch ihre Bewegungskomponenten nützlich.

Ernährung und Fasten

Durch die richtige Ernährung können wir Gewicht normalisieren und den Druck auf Gelenke mindern. Die Gelenkumgebung und das Gelenk werden entsäuert, was Schmerzen und Entzündung reduziert. Mit einer gesunden Ernährung nehmen wir zum einen weniger entzündungsfördernde Stoffe zu uns (z.B. Arachidonsäure in Fleisch und Wurst) und führen zum anderen mehr entzündungshemmende Stoffe (z.B. Polyphenole und Omega-3-Fettsäuren aus Gemüse, Obst und Nüssen) zu uns. Fasten hat eine starke antirheumatische und entzündungshemmende Wirkung. Darüber hinaus kurbelt es die Zellreinigung, die sogenannte Autophagie, an, auch in schmerzhaftem und entzündetem Gewebe. Es kann Darmprobleme beseitigen, die oftmals Entzündungen und Schmerzen im ganzen Körper mit verursachen. So vermuten Wissenschaftler heute, dass die guten Wirkungen des Fastens und gesunder Ernährung auf rheumatische Erkrankungen auch durch die Wirkung auf den Darm und die Darmbakterien, das Mikrobiom, vermittelt werden. Schließlich hat Fasten aber auch eine direkt schmerzlindernde Wirkung in den Schmerzzentren im Gehirn.

Heilpflanzen (Phytotherapie) und Nahrungsergänzung

Die Phytotherapie, die Behandlung mit Heilpflanzen, kann, wie auch die schulmedizinische medikamentöse Therapie, entzündungshemmende und schmerzlindernde Wirkungen entfalten. Da nicht nur ein einzelner Wirkstoff, sondern der ganze Pflanzenextrakt mit vielen verschiedenen Wirkstoffen eingesetzt wird, ist das Wirkspektrum meist breiter, dafür aber die Wirkung selbst nicht so stark wie bei herkömmlichen Medikamenten. So kann zum Beispiel Johanniskraut als Salbe äußerlich Entzündungen hemmen, aber innerlich eingenommen als Antidepressivum wirken. Bei schweren Depressionen reicht die Wirkstärke aber nicht aus. Ein großer Vorteil der Heilpflanzentherapie ist, dass die unerwünschten Wirkungen, die Nebenwirkungen, im Vergleich zu herkömmlichen Medikamenten deutlich geringer ausfallen.

Thermotherapie und Balneotherapie

Die lindernde Wirkung von Wärme und Kälte ist uns allen bekannt. Bei akuten Entzündungen wirkt Kühlung an Ort und Stelle abschwellend und schmerzlindernd. Bei chronischen Entzündungen und Schmerzen kann durch Wärme die lokale Gelenkdurchblutung und Regeneration der Gewebe angeregt sowie erhöhte Muskel- und Gewebespannung gelöst werden. Ganzkörperbehandlungen mit Wärme (Sauna oder Hyperthermie) oder Kälte (Eisbaden, Kältekammer, Kneipp-Güsse) wirken sehr positiv auf die Selbstregulationsfähigkeit des Körpers und hemmen die Aktivität der schmerzleitenden Nerven. Darüber hinaus wirken alle diese Verfahren entspannend auf die Muskulatur und können das allgemeine Wohlbefinden heben. Auch Profisportler, vor allem Fußballer, nutzen die Kältekammer, um Muskelkater und kleine Verletzungen zu lindern und schneller wieder trainingsfähig zu sein.

Bei der Balneotherapie werden zusätzlich zur Wärme spezifisch die heilenden Wirkungen von Thermalquellen oder Badezusätzen genutzt. Diese Zusätze und Thermalquellen haben eigene pharmakologische Wirkungen.

Blutegel

Nach einer Blutegeltherapie kommt es meist zu einer hervorragenden Beschwerdebesserung und Funktionsbesserung verschiedener Gelenkarthrosen. Dies lässt sich damit erklären, dass die stark entzündungshemmenden Speichelsubstanzen des Blutegels beim Saugvorgang tief in die Gelenkstrukturen und Gelenkumgebung eindringen und dort eine günstige entzündungshemmende und regenerierende Wirkung entfalten.

Schröpfen

Schröpfen ist eine wirksame und sehr leicht durchführbare Therapie bei Schmerzen der Muskeln, des Unterhautgewebes, was auch häufig bei Arthrose mit das Schmerzbild verursacht. Das Wirkprinzip beim Schröpfen ist Unterdruck, der die Oberhaut von den tiefer liegenden Schichten abhebt, was die Durchblutung lokal verstärkt, die Gelenkumgebung massiert, verhärtete Muskeln lockert, den Lymphstrom anregt und chronische Schmerzen blockiert.

Akupunktur

Seit Jahrzehnten wird weltweit zu den Wirkungen von Akupunktur auf Schmerzen und Entzündungen geforscht. Auch an der Berliner Charité wurden zahlreiche Studien dazu durchgeführt. Dabei wurde deutlich, dass die Akupunktur ihre Heilwirkung über verschiedene Wirkmechanismen ausübt. Zum einen werden in der Umgebung der akupunktierten Areale schmerzstillende Stoffe vom Körper selbst vermehrt ausgeschüttet. Zum anderen hat der Stich durch die Akupunkturnadel eine maskierende, überdeckende Wirkung auf andere, parallel bestehende Schmerzaktivitäten, die am Ende alle über das Rückenmark in Nervenbahnen zum Gehirn geleitet werden und erst dort von uns als Schmerz wahrgenommen werden. Ob es die Meridiane, die in der traditionellen Chinesischen Medizin definierten Energielinien der Akupunkturpunkte, wirklich gibt, ist eine anhaltende wissenschaftliche Diskussion. Fest steht aber, dass es tatsächlich darauf ankommt, die Akupunktur präzise zu beherrschen und durchzuführen: Etwa ein Drittel der Wirkung der Akupunktur beruht auf der genauen Platzierung der Akupunkturnadel.

Taping

Tapes oder Kinesiotapes sind dehnbare, selbsthaftende Baumwollbinden, die vor dem Anbringen auf die getroffene Region auf die gewünschte Form und Länge zurechtgeschnitten werden. Taping ist eine einfache, aber durchaus hilfreiche Methode bei Arthrosen und auch bei Sportverletzungen. Tapes heilen natürlich keine Arthrose, aber sie können mache Gelenkschmerzen oftmals erstaunlich lindern. Wie Taping genau wirkt, ist unklar beziehungsweise umstritten. Vor etwa 10 Jahren begann sich die ursprünglich in Japan entwickelte Methode zuerst im Spitzensport und dann in der Physiotherapie zu verbreiten. Sportler nutzen die Tapes auch präventiv, besonders am Fuß, am Knie- und Hüftgelenk sowie im Nacken- und Schulterbereich.

Neuraltherapie und Entstörung

Die Neuraltherapie ist eine gezielte Behandlung von akut betroffenen Körperregionen mit lokal betäubenden Medikamenten (Lokalanästhetika), wobei auch das mit diesen Regionen in Verbindung stehende Umfeld (»Störfelder«) mitbehandelt wird. Zudem lässt sich hierdurch das vegetative Nervensystem günstig beeinflussen, das eine entscheidende Rolle bei chronischen Schmerzen spielt. In der Behandlung von Arthrosen und Gelenkentzündungen kann die Neuraltherapie bei Therapieresistenz versucht werden, sie ist aber für mich keine Methode der ersten Wahl.

Ayurveda

Im Ayurveda, der traditionellen Medizin Indiens und Südostasiens, werden verschiedene Behandlungsmethoden für die Behandlung der Arthrose zusammengeführt. Dazu gehören die ayurvedische Ernährungstherapie, der Einsatz von Heilpflanzen und Gewürzen (wie z.B. Kurkuma), aber auch Wärmebehandlungen, Massagen,

Yogaübungen und Darmbehandlungen. Wodurch im Einzelnen die Gesamtwirkung erzielt wird, lässt sich daher schwer präzisieren. Fest steht aber, dass Ayurveda-Medizin bei Arthrosen hervorragend wirkt. Wir haben am Immanuel Krankenhaus und an der Charité in einer wissenschaftlichen Studie die Wirkungen der Ayurveda-Medizin gegenüber dem herkömmlichen europäischen Therapieansatz über drei und zwölf Monate bei schwerer Kniearthrose verglichen. Die Ayurveda-Therapie führte zu besserer Beschwerdelinderung und Verbesserung der Gelenkfunktion (siehe Seite 109 f.).

Die häufigsten Gelenkerkrankungen

Ursachen und wirksame Behandlungsmethoden

Rheumatische Gelenkerkrankungen, vor allem Arthrose und rheumatoide Arthritis, sind inzwischen Volksleiden geworden. Auch wenn sie nicht vital bedrohlich sind, sind diese Gelenkerkrankungen für viele Menschen mit einer schweren Beeinträchtigung der Lebensqualität und der Lebensfreude verbunden. Die Beweglichkeit wird zunehmend eingeschränkt, der Körper versucht dies auszugleichen und fordert dann andere Gelenke umso mehr, dadurch werden oft auch diese nach einer gewissen Zeit in Mitleidenschaft gezogen. Ist die Mobilität erst mal eingeschränkt und Bewegung und Sport fallen immer schwerer, entstehen weitere Probleme wie Gewichtszunahme und Stoffwechselerkrankungen oder depressive Verstimmungen. Als Folge der Einnahme von Schmerzmitteln können gefährliche Nebenwirkungen wie Magenblutungen, Leber und Nierenschädigungen auftreten.

Die Ursachen rheumatischer Erkrankungen

Obwohl man beide Erkrankungen, Arthrose und rheumatoide Arthritis, als rheumatische Erkrankungen zusammenfasst, sind die Ursachen jeweils unterschiedlich:

- Bei **Arthrose** sind es heutzutage Bewegungsmangel oder Belastung durch zu viel einseitige Bewegung, die neben dem Lebensalter die wichtigsten Risikofaktoren sind. Da unsere Lebenserwartung steigt und durch unseren Lebensstil auch grundsätzlich Entzündungen und Entzündungsprozesse zunehmen, leiden immer mehr Menschen unter Arthrose.

- Bei **rheumatischer Arthritis** handelt es sich um eine entzündliche Autoimmunerkrankung. Seit vielen Jahren beobachtet man in der Medizin, dass die Häufigkeit der Autoimmunerkrankungen zunimmt. Zu diesen zählen auch z.B. Multiple Sklerose, Darmentzündungen oder Allergien. Noch ist unklar, worauf die Zunahme der Autoimmunerkrankungen beruht, aber in der Praxis suchen immer mehr Menschen wegen einer rheumatoiden Arthritis medizinische Hilfe.

Anders als bei der rheumatischen Arthritis gibt es bei Patienten mit einer Arthrose keine typischen Marker bei Blutuntersuchungen. Es gibt allerdings die Ausnahme, wenn abgeriebenes Knorpel- und Knochenmaterial bereits Entzündungen der umgebenden Gelenkhaut verursacht hat. In diesen Fällen spricht man von der »aktivierten Arthrose«. Auslöser für eine solche aktivierte Arthrose können akute Überlastungen sein. Bei der aktivierten Arthrose können die Entzündungswerte im Blut leicht erhöht sein, nicht aber im gleichen Ausmaß wie bei rheumatoider Arthritis. Ansonsten fußt die Diagnose von Arthrose auf den jeweils für das Gelenk typischen Beschwerden und die im Röntgenbild typischen Veränderungen. Die Röntgenaufnahme ist daher mit die wichtigste Untersuchung zur Diagnose einer Arthrose. Ergänzend erfolgen heute meist Aufnahmen mittels Magnetresonanztomografie (MRT).

Wirksame Behandlungsmethoden rheumatischer Erkrankungen

Parallel zur Zunahme dieser Erkrankungsformen hat erfreulicherweise die Medizin enorme Fortschritte in der Therapie gemacht:

- Bei **Arthrose** sind es vor allem die modernen Operationstechniken und die künstlichen Gelenke, die für viele Menschen mit fortgeschrittenen Arthrosen segensreich sind und quasi ein Leben wie ohne Arthrose ermöglichen. Aber Operationen und Narkosen haben ernste Risiken und die Erfolgsrate operativer Eingriffe oder der Implantation von künstlichen Gelenken sind nicht bei allen Gelenken gleich und hängen auch vom Gesundheitszustand des Einzelnen ab. Auch gibt es immer wieder wissenschaftliche und öffentliche

Kritik daran, dass zu viel und zu früh operiert wird, insbesondere in Deutschland. Es ist daher meine Empfehlung, alle nicht operativen Maßnahmen auszuschöpfen, und dazu zählen für mich vor allem auch die wirksamen Verfahren der Naturheilkunde. Erst wenn diese Maßnahmen ausgeschöpft sind, sollte man über eine Operation nachdenken. Außerdem gilt es, den richtigen Zeitpunkt für eine Operation, insbesondere für ein künstliches Gelenk, zu finden. Die Operation sollte nicht zu früh, aber auch nicht zu spät erfolgen, und die Entscheidung sollte immer individuell getroffen werden und auf den jeweiligen Patienten abgestimmt sein.

▶ Eine andere, aber nicht unähnliche Situation ergibt sich bei der modernen Behandlung **rheumatoider Arthritis**. Hier konnten in den letzten Jahrzehnten sehr wirksame neue Medikamente entwickelt werden, die in bislang ungeahntem Maße die Entzündungen und auch die Gelenkschädigungen dieser Erkrankung bremsen und kontrollieren. Die Wirkung für die Patienten mit rheumatoider Arthritis ist grundsätzlich sehr segensreich. Aber auch hier ist es wichtig abzuwägen: Die sehr wirksamen Medikamente haben auch Nebenwirkungen. Die für den einzelnen Menschen am besten wirksamsten und am besten verträglichsten gilt es herauszufinden, ebenso eine individuell zugeschnittene Kombinationstherapie. Die Naturheilkunde kann helfen, auf einzelne Medikamente, wie zum Beispiel Cortison, zu verzichten oder die notwendige Dosis dieser speziellen Antirheumatika zu reduzieren.

In diesem Buch möchte ich Ihnen alle wichtigen Informationen geben, wie und mit welchen Methoden der Naturheilkunde Gelenkbeschwerden und Gelenkerkrankungen wirksam behandelt werden können, und vor allem auch ausführlich beschreiben, was Sie davon selbst durchführen können. Ich will damit eine Orientierung geben, damit jeder einzelne Betroffene von den vielseitigen Möglichkeiten der Verbindung aus Naturheilkunde und Schulmedizin profitiert und die bestmöglichste Therapie jeweils zum geeignetsten

Zeitpunkt wählen und seine Beschwerden lindern kann. Meine Behandlungsmethoden und Empfehlungen zielen im Nachfolgenden auf folgende häufige Gelenkerkrankungen:

- Kniearthrose
- Hüftarthrose
- Schulterarthrose
- Sprunggelenkarthrose und Fußarthrose
- Daumen-, Finger- und Handarthrose/Fingerpolyarthrose
- Ellenbogengelenkarthrose
- Rheumatoide Arthritis
- Bechterew-Erkrankung (axiale Spondyloarthritis), Psoriasis-Arthritis und Gicht

Arthrose sollte ganzheitlich betrachtet werden

Arthrose ist ein nicht zwangsläufig mit den Lebensjahren auftretender Prozess. Da die meisten dieser Beschwerden und Erkrankungen vor allem mit unserem Lebensstil zu tun haben, von der Ernährung bis zum Schuhwerk, vom Stress bis zum stundenlangen Sitzen am Computer, ist eine ganzheitliche Betrachtung und Therapie sehr wichtig. Es ist aber leider nicht mehr viel übrig geblieben von einer ganzheitlichen Betrachtung und Therapie in der konventionellen Medizin und Orthopädie.

Als ich als Arzt anfing zu arbeiten, gab es noch Abteilungen für konservative Orthopädie und zahlreiche Kurkliniken, die versuchten, mit Physiotherapien, Bädern und weiteren physikalischen Therapien wie manueller Therapie, Massage und Wärme-/Kältetherapie Arthrosebeschwerden zu lindern und für mehr Beweglichkeit zu sorgen. Nach und nach verschwanden diese Abteilungen, heute gibt es überwiegend operierende orthopädische Abteilungen, also Chirurgie. Diese ist sicher sehr erfolgreich geworden, die Technik hat sich enorm verbessert, beispielsweise durch sogenannte minimalinvasive Hüftoperationen. Ein enormer Fortschritt gegenüber der blutigen, rustikalen, eher Schwerstarbeit für den Operateur bedeutenden Angelegenheit, bei der ich vor 35 Jahren bei meiner Famulatur noch assistieren durfte. Bei meinen Reisen nach Indien fiel mir rasch auf, dass dort ältere Menschen sehr oft am Stock oder an Krücken gingen. Ein Anblick, den es bei uns glücklicherweise nur noch selten und wenn, dann bei Hochbetagten gibt. Das ist der Segen der guten Operationstechniken. Inzwischen beschäftigt sich die Orthopädie aber leider fast nur noch mit Operationen oder der Frage, wann eine Operation indiziert ist. Es werden nun zunehmend auch Sprunggelenke und Schultergelenke mit künstlichen Gelenken ersetzt. Gelenkerhaltende Operationen werden immer seltener vorgenommen und geraten in Vergessenheit, obwohl sie, gut durchgeführt, Beschwerden auch lindern können.

Ein Riesenwettbewerb zwischen den Kliniken und ihren Operationsleistungen ist entbrannt, es geht um sehr viel Geld für die Krankenhäuser, die in den finanziell so schwierigen Zeiten der Krankenhauspolitik auf jeden Euro Erlös Wert legen müssen. Die Physiotherapie, einst die Königsdisziplin bei Gelenk- und Wirbelsäulenproblemen, dient in den Krankenhäusern meist nur noch der Nachsorge. Und inzwischen sind die finanziellen und organisatorischen Strukturen der Krankenhäuser komplett schwerpunktmäßig auf das Operieren und vor allem darauf ausgerichtet, künstliche Gelenke zu implantieren. Nur noch mit vielen operativen Eingriffen kann eine orthopädische Abteilung an einem Krankenhaus heute erfolgreich existieren. 20 Minuten Physiotherapie pro Behandlungstermin ergeben bei üblicher ambulanter Abrechnung 20 Euro, Entspannungstechniken, um beispielsweise betonharte Rückenmuskeln wirksam zu lockern und Druck von der Bandscheibe zu nehmen, werden, bis auf wenige Ausnahmen, gar nicht von den Krankenkassen erstattet, aber eine Rückenoperation ohne Murren, die mit 6000 bis 10 000 Euro zu Buche schlägt. Eine Hüftoperation mit einem Hüftersatz liegt bei etwa 10 000 Euro. Es ist auch deshalb wenig verwunderlich, dass immer mehr Hüft-, Knie und Rückenoperationen durchgeführt werden. Folgerichtig hat man vor mehreren Jahren auch die Facharztbezeichnung »Arzt für Orthopädie« umgewandelt in »Arzt für Orthopädie und Unfallchirurgie«. Die auszubildenden Kollegen müssen dabei über sechs Jahre vor allem eines lernen: gut operieren. Macht dann der frischgebackene, abgeschlossene Facharzt eine orthopädische Praxis auf, hat er über die nicht-operative Therapie und Physiotherapie wenig Wissen und wenig praktische Erfahrung, außer er hat sich in seiner Freizeit selbstständig damit auseinandergesetzt und fortgebildet. Was mit solchen Ausbildungen befördert wird, ist natürlich, das anzuwenden, was man gelernt hat. Im Englischen gibt es das prägnante Sprichwort: »If your only tool is a hammer you tend to regard everything as a nail.« (Wenn dein einziges Werkzeug ein Hammer ist, neigt man dazu, alles als Nagel zu betrachten.) Ebendiese Fachärzte sind aber die erste Anlaufstelle, wenn sie niedergelassen sind und eine etwa 55-jährige Patientin zum ersten Mal Knie- oder Rückenschmerzen erleidet. Dann ist es eher die Regel als die Ausnahme, dass die gar nicht so gut in ihrer Wirksamkeit belegte Spritzentherapie als erste Behandlungsmethode zum Einsatz kommt, nachfolgend möglicherweise die Operation empfohlen wird – und eben oft zu früh. Die Wahrheit ist auch: Viele Ärzte untersuchen die Patienten gar nicht mehr ausführlich, sondern veranlassen gleich ein MRT. Bei Lehrveranstaltungen für Medizinstudenten hört man manchmal den ironischen Kommentar »Wir schreiten zum Äußersten«, wenn es darum geht, den Patienten anzufassen … – das alles ist eine große und teure Fehlentwicklung, ja, eine Misere, anders lässt es sich nicht kommentieren.

Natürlich bin auch ich froh, falls ich eine schwere Hüftarthrose bekommen sollte, wie fein und elegant heute eine Operation erfolgt und wie gut die Ergebnisse sind. Aber wenn ich in meiner Sprechstunde immer mehr Patienten mittleren Alters sehe, die mir erzählen, dass sie in diesem Jahr ein neues Kniegelenk und vor drei Jahren eine Rückenoperation bekommen haben und jetzt, aufgrund hartnäckiger Schulterschmerzen, eine Schulter-OP empfohlen wurde, dann empfinde ich doch den großen Wunsch, das Gesundheitssystem durchzuschütteln und von Grund auf zu ändern. Denn die Operation steht am Ende, das sagen auch die guten Chirurgen: Davor haben wir sehr viele Möglichkeiten – die aber eben kaum mehr unter Krankenhausärzten bekannt und meist nicht angemessen im Krankenversicherungssystem honoriert werden: Ernährungstherapie und Heilfasten, Heilpflanzentherapie, Gewichtsabnahme, Akupunktur, Schröpfen und ganz besonders: die Blutegeltherapie. Außerdem manuelle Therapie und Massage, Bindegewebsbehandlungen, Faszien- und Dehnungsbehandlungen und die vielen weiteren zum Teil ganz erstaunlich wirksamen Physiotherapien wie Kältetherapie, Krankengymnastik, Elektrotherapie und die Neuraltherapie.

Man muss einer Arthrose also nicht ohnmächtig gegenüberstehen und warten, bis das Messer gezückt wird. Es gibt viele Therapiemöglichkeiten. Diese helfen nicht immer ausreichend und nicht bis ans Lebensende – und dann kann es eine erfolgreiche Strategie gewesen sein, den Zeitpunkt für ein künstliches Gelenk etwas hinauszuzögern. Am besten ist es natürlich, wenn naturheilkundliche Ärzte, Orthopäden und Rheumatologen Hand in Hand arbeiten. Das machen wir am Berliner Immanuel Krankenhaus. Manchmal kann es auch besser sein, früh zu operieren – dies lässt sich aber am besten einschätzen, wenn die Kompetenz von beiden Seiten die Köpfe zusammensteckt.

Arthrose ist keine Verschleißerkrankung

Sehr viele Menschen leiden unter Gelenkbeschwerden. Wir werden immer älter, leben unseren modernen, sitzenden Lebensstil – und das hat Folgen. Knieprobleme, Hüftarthrosen, Rückenschmerzen, Fingerarthrosen, Senk- und Plattfüße, Nackenschmerzen und Schultersyndrome. Über 20 Prozent der Menschen in Deutschland und

Europa leiden unter Arthrose. Schon bei 15 Prozent der 50-Jährigen zeigen sich in der Röntgenaufnahme Anzeichen einer Kniearthrose, bei 70-Jährigen sind es schon knapp 40 Prozent. Im Röntgenbild finden sich bei 80-Jährigen bei 35 Prozent der Männer und bei 53 Prozent der Frauen Zeichen einer Kniearthrose. Das wichtige Detail an diesen zunächst alarmierenden Zahlen: Stärkere Beschwerden durch die Arthrose haben aber nur etwa zehn bis 15 Prozent.

Was heißt das? Über 160 000 Kniegelenke und 200 000 Hüftgelenke werden inzwischen in Deutschland pro Jahr durch Endoprothesen ersetzt, Tendenz steigend. Und inzwischen steigt auch die Zahl der Endoprothesen von Schulter- und Sprunggelenken. Diese Gelenke sind mechanisch schwieriger zu ersetzen, aber mehr und mehr sind auch hier inzwischen technische Lösungen entwickelt worden. Fast entsteht also der Eindruck, dass dies eine unvermeidliche Folge des Älterwerdens sei. Je älter wir werden, desto mehr »Ersatzteile« braucht es eben. Zunehmend wird aber auch Kritik am häufigen Operieren laut. Im Vergleich mit allen anderen europäischen Ländern werden in Deutschland am meisten Knie- und Hüftgelenk operiert. Wir sind Europameister im Einbauen von Knie- und Hüftprothesen. Es ist aber nicht belegt, dass wir dadurch mehr Gelenkgesundheit erreichen. Eine ähnliche Situation gibt es übrigens auch in anderen Fachgebieten. So werden in Deutschland mehr Herzkatheter-Untersuchungen als in allen anderen Ländern Europas durchgeführt, ohne dass es einen Effekt auf das Herzinfarktrisiko hätte. Im Gegenteil, Deutschland ist bei der Herzgesundheit eher im Mittelfeld. Diese Zusammenhänge zeigen uns, dass es immer gut ist, Augenmaß bei der Indikation zu Operationen und Eingriffen zu bewahren.

Da wir als Ärzte in den Fächern Anatomie und Physiologie vor allem die Mechanik der Knochen und Gelenke gelernt haben, liegt es nahe, dass Gelenke auch nur als etwas Mechanisches verstanden werden. Das Gelenk muss sich nach dieser Sichtweise auch mit den Lebensjahren abnutzen und muss gegebenenfalls ab einem Punkt durch ein neues ersetzt werden. Der Patient bekommt dann die

»neue Hüfte«. Oft wird argumentiert, dass dies vor allem so sei, weil wir Menschen heute älter werden – das ist richtig, erklärt aber die Zunahme der Gelenkprobleme und Eingriffe nur zum Teil. Tatsächlich steigt die Lebenserwartung, aber schon vor Jahrhunderten wurden Menschen auch 80 oder 90 Jahre alt. Die geringere mittlere Lebenserwartung damals war vor allem durch eine sehr hohe Kindersterblichkeit, Infektionen im jüngeren und mittleren Alter sowie Kriege, Hungersnöte und schlechte Hygiene bedingt. Hatte man die 50 Jahre überlebt, konnte man auch oft älter werden.

Lange war die beherrschende Erklärung für das Erkrankungsbild der Arthrose der »Verschleiß«, die »Abnutzung«. Das passte zur Vorstellung des menschlichen Körpers als eines Maschinenmodells. Vielleicht kennen Sie die 1926 entstandene, lebensgroße Lehrtafel *Der Mensch als Industriepalast* von Dr. Fritz Kahn (Hygiene-Museum Dresden). Auch Orthopäden neigen manchmal zu Sprachbildern wie: man läuft »auf Felge«, das Gelenk ist »kaputt«. Heute wissen wir aber, dass unser menschlicher Körper einem solchen vereinfachten Maschinenmodell überhaupt nicht entspricht.

Bei einer großen Zahl von gesundheitlichen Problemen kann sich der Körper selbst heilen, von einer Schnittwunde über einen grippalen Infekt bis hin zu einer Schulterentzündung. Das kann keine Maschine dieser Welt. Und ein zweites Prinzip ist fundamental: Der Körper verbessert sich fast immer in Funktion und Gesundheit, wenn er gefordert wird. Auch sollten wir uns immer verdeutlichen, dass das »Material« in Knorpel, Zellen, Bändern und Muskeln lebt. Das ist der große Unterschied zu einer Maschine, einem Auto oder einer künstlichen Metall-Endoprothese. Metall oder Kunststoff lebt nicht und kann sich nicht eigenständig regenerieren. Menschliche Zellstrukturen können dies sehr wohl, daher greift das Bild der Abnutzung also zu kurz. Natürlich gibt es sie: Fußballprofis bekommen häufig Knieprobleme in jüngeren Jahren, Kunsturner haben zahlreiche Wirbelsäulen- und Gelenkprobleme und bei Fliesenlegern ist die Arthrose eine anerkannte Berufskrankheit. Dies sind aber nicht die häufigen Ursachen der heutigen Volkskrankheit Arthrose.

Kleine Gelenkkunde

Der zentrale Faktor bei der Entstehung der Arthrose ist der Gelenkknorpel. Das Gelenk selbst ist von der Gelenkkapsel umschlossen. Der Gelenkknorpel, der die Knochen überzieht, ist ein widerstandsfähiges, aber auch gleichzeitig elastisches Material, das den Knochen schützt. Der inneren Schicht der Gelenkkapsel – der Gelenkhaut – kommt eine ganz besondere Aufgabe zu: Sie produziert die Gelenkflüssigkeit, die Synovialflüssigkeit, eine »Gelenkschmiere«, die verschiedene Proteine und Proteoglykane enthält und den Knorpel nährt. Denn der Knorpel ist bradytroph, das heißt, das Gewebe wird nicht aktiv durchblutet und hat nur einen sehr langsamen und gering aktiven Stoffwechsel. Zum anderen erfolgt auch die Reinigung des Knorpelgewebes über diesen Synovialraum.

Der gesunde Gelenkknorpel besteht zu 95 Prozent aus extrazellulärer Substanz und nur zu 5 Prozent aus Knorpelzellen. Die dünne Gewebeschicht besitzt weder Blut- noch Lymphgefäße und übrigens auch keine Nerven, weshalb der Schmerz bei den Gelenken nicht vom offenbar »hauptschuldigen« Gelenkknorpel herrührt. Und auch ist es nicht so, dass der Knorpel immer durch Überlastung Schaden nimmt. Das war früher sicher häufiger, als viele Menschen schwerer körperlicher Arbeit nachgingen. Einmal pro Woche 45 Minuten zu joggen ist aber sicher keine Überforderung für den menschlichen Körper. Diese einfache Beobachtung unterstreicht, dass körperliche Arbeit und Bewegung offensichtlich nicht die Hauptfaktoren für die Entstehung einer Arthrose sind. Denn obwohl wir uns immer weniger bewegen, weniger als 10 Prozent der Menschen in Deutschland körperlich arbeiten und wir den Hauptteil des Lebens im Sitzen oder Liegen verbringen, nimmt die Arthrose von Knie-, Sprung-, Schulter-, Hüftgelenken zu. Ich kenne viele Patienten, die sich ihr ganzes Leben unterdurchschnittlich häufig bewegt haben und sehr unter Knie- oder Fußarthrosen zu leiden haben. Dasselbe gilt für die häufigste Form der Arthrose, die Finger- und Daumenarthrose. Auch hier ist es keineswegs so, dass es vor allem Handwerker, Gärtner oder Schneider trifft, die den ganzen Tag mit diesen Gelenken arbeiten. Inzwischen weiß man, dass Arthrose letztlich ein aktiver biologischer Vorgang ist, bei dem der Knorpel – im Prinzip irrtümlich – vom Körper selbst abgebaut wird.

Das körpereigene Knorpelabbau-Programm

Der Grundstein für den Knorpelabbau wird bereits in unseren ersten Lebensmonaten gelegt. Was im späteren Leben dann am Knorpel bei einer Arthrose passiert, hat seinen Ursprung im Embryonalstadium, in unseren ersten Lebensmonaten. Im Mutterleib besteht unser Skelett zunächst ausschließlich aus Knorpelgewebe. Dann wird nach und nach dieses Gewebe zu Knochen umgebaut, ein wichtiger Vorgang, denn schließlich benötigen wir das stützende und stabile Gerüst der Knochen, um bewegungsfähig zu sein. Bestehen bleibt der Knorpel dann nur an einigen Stellen – nämlich an den Gelenken. Hier stoppt das Programm – und das Knorpelgewebe dient als Gleit- und Schutzschicht der Gelenke. Die Kombination aus einem stabilen Knochengerüst und einer schmalen Knorpelschicht ermöglicht uns die vielseitigen Bewegungen und Leistungen – jahrzehntelang. Der Knorpel ist dabei erstaunlich stabil: Er hält Lasten von mehreren Hundert Kilo aus und erlaubt dem Gelenk flexible Bewegungen, selbst in extremen Positionen. Das schafft er durch seinen besonderen Aufbau. Die Knorpelschicht besteht, neben den Knorpelzellen, aus einer elastischen Masse aus Wasser, Zuckereiweißen und mehreren Schichten von Kollagenfasern, die eng miteinander verflochten sind. In drei verschiedenen Lagen sind die Fasern unterschiedlich geschichtet: In der oberen Schicht sind sie horizontal angeordnet, in der mittleren Schicht eher diagonal und ungeordnet, in der unteren Schicht vertikal. Durch diesen speziellen Aufbau ist der Knorpel unter anderem in der Lage, starke Stoßbelastungen und größere Gewichte auszuhalten und abzufangen. Doch damit dies dauerhaft funktioniert, muss das

Knorpelgewebe gut versorgt und ständig instand gehalten werden. Das Letztere erledigen die Knorpelzellen, die dieses spezielle Gewebe immer wieder erneuern.

Bei Bewegungsmangel und Fehlbelastung baut der Körper Knorpelgewebe ab

Bei der Arthrose kommt es durch schwere oder langjährige Fehlbelastungen, vorbestehende Fehlstellungen, Stoffwechselprobleme oder Übergewicht zu einer unglücklichen Fehlprogrammierung des Knorpels: Das Urprogramm wird sozusagen reaktiviert, die Knorpelzellen beginnen wie zur Embryonalphase, Knorpelsubstanz abzubauen. Knorpelzellen sterben dabei oder verwandeln sich in Knochenzellen und bauen so den Knorpel zu Knochen um. Bei Übergewicht ist der besonders schädigende Faktor übrigens nicht die Gewichtsbelastung, sondern die molekulare Aktivität des Fettgewebes. Fettgewebe ist ein sehr aktives Gewebe, es produziert Entzündungsbotenstoffe, Zytokine, die über den Stoffwechsel an den Knorpel gelangen. Dort wird dann eine Entzündung in Gang gesetzt.

Wenn der Knorpel nach und nach abgebaut wird, erhöht sich der Druck auf den darunter liegenden Knochen immer mehr. Ein Mittel, den höheren Druck auszugleichen, ist, ihn noch mehr zu verteilen: Seitlich am Gelenk bilden sich knöcherne Ausziehungen, die sogenannten Osteophyten – sie schränken die Beweglichkeit zusätzlich ein. Als Abstützreaktion wächst der Knochen sozusagen am erkrankten Gelenk. Es kommt dann zu den im Röntgenbild erkennbaren typischen Deformierungen und von außen sichtbaren knotigen Verdickungen der Gelenke. Die Gelenkfläche vergrößert sich zwar hierdurch, gleichzeitig wird aber das betroffene Gelenk immer unbeweglicher. Das Programm, das uns als Embryo fit fürs Leben gemacht hat, macht uns jetzt steif und unbeweglich.

Ziel der aktuellen Forschung ist es, durch Medikamente die unterschwellige Entzündung und den Knorpelumbau zu bremsen und die biologische Regeneration zu ermöglichen. Viel einfacher als die teure Suche nach solchen Wundermitteln ist es aber meiner Ansicht nach, die natürlichen Selbstheilungskräfte zu maximieren. Durch Bewegung, gesunde Ernährung, Muskelaufbau und Abbau überschüssigen Fettgewebes durch Fasten. Keine gute Idee ist es, das Gelenk nur zu schonen. Wird nämlich Knorpel nicht benutzt, wird er dünner, dies weiß man von Menschen, die beispielsweise längere Zeit an Krücken gingen. Der Arzt Thomas Pap von der Universität Münster formulierte es einmal so: »Niemand würde auf die Idee kommen zu sagen, dass vom vielen Nachdenken das Gehirn verschleißt. Während beim Gelenk jeder sagt: ›Na ja, das Alter, dann verschleißt halt der Knorpel.‹ So einfach ist es nicht.«

Eine Knorpelschädigung, sei es durch einen ungünstigen Stoffwechsel und Bewegungsmangel, eine Verletzung oder langjährige Fehlbelastung macht zunächst keinen Schmerz, denn die Knorpelschicht hat gar keine Nervenfasern. Erst wenn die bereits deutlicher geschädigten Knorpelzellen eine Entzündung der Gelenkinnenhaut hervorrufen und es zu einer Schwellung kommt, setzen Schmerzen ein. Dann beginnt ein Teufelskreis mit weniger Bewegung, Verkürzung der Muskeln, der Kapseln und Bänder – und am Ende wird das Gelenk zunehmend unbeweglich und bleibt fixiert in einem geringen Bewegungsspielraum. Schmerzmittel ändern hieran natürlich gar nichts.

Bewegung ist der beste Schutz vor Arthrose

Bewegung und möglichst vielseitige Bewegung aller Gelenke ist also ein wichtiger Schutzfaktor vor diesem Ab- und Umbauprogramm und gegen Arthrose. Wieso ist das so? Wird ein Gelenk nicht ausreichend bewegt, dann werden Muskeln abgebaut, Bänder und Sehnen werden kürzer und auch die so wichtigen Faszien (siehe Seite 46 ff.) verkürzen sich beziehungsweise sie verlieren ihre Elastizität. Dies hat zweierlei ungünstige Folgen: Zum einen werden durch diese

Schwächung und Verkürzung der Gelenkweichteile die Belastungen für das Gelenk immer größer. Daher nützt es dem Gelenk auch wenig, wenn es durch Schonung (um Schmerz zu vermeiden) Ruhe hat. Im Gegenteil, wenn es nach einem längeren Ruhezustand wieder bewegt wird, werden die Strukturen noch eher überlastet. Zum anderen werden die Ernährung und die Reinigung des Gelenkknorpels in der Gelenkkapsel schlechter. Denn das Zusammenspiel zwischen Einbringen der Nährstoffe und Abräumen des Gewebsabfalls läuft über Druckbelastung und Entlastung. Wird ein Gelenk also zu wenig belastet und gefordert, leidet die Ernährung und Beseitigung von Abfallstoffen des Gelenkknorpels. Und in diesem Zusammenspiel von Druck und Entlastung, am besten in alle möglichen Gelenkrichtungen, liegt der Schlüssel für die Prävention von Arthrose: leichter Verschleiß, der natürlich immer vorkommen kann, wird durch gute Ernährung des Knorpels und Reinigung regeneriert. Hierin liegt der beste Schutz.

Dass die Schmerzen bei Arthrose nicht allein vom Gelenk, von der Gelenkinnenhaut herrühren, erkennt man allein schon daran, wie wirksam manchmal Therapien sind, die mit ihren Wirkeffekten gar nicht ins Gelenk hineinwirken: Akupunktur, Physiotherapie, Neuraltherapie. Dennoch kann damit oft erreicht werden, dass nach einer Therapie der vorbestehende Schmerz wie »weggelöscht« ist. Dies wäre schwer erklärlich, wenn der Schmerz nur aus dem Gelenkinnenraum käme. Knorpel selbst hat keine Schmerzfasern. Dass die Schmerzentstehung komplexer ist, darauf weisen auch die Fälle, wenn der Gelenkschmerz nach einer Implantation einer Knie- oder Hüftendoprothese bestehen bleibt. Der Schmerz kann also definitiv nicht mehr von der Gelenkinnenhaut kommen, denn diese ist nicht mehr vorhanden. Darauf, dass auch Entzündungen und Reizungen der gelenkumgebenden Strukturen beim Arthroseschmerz beteiligt sind, gehe ich im Weiteren näher ein (siehe Seite 45 f.).

Es scheint also so zu sein wie mit den meisten modernen chronischen Erkrankungen: Es sind weniger die Überlastungen, sondern körperliche Unterforderungen, die uns krank werden lassen. Von

Bedeutung sind allerdings die im Laufe des Lebens erlittenen Verletzungen, durchgemachte Knorpelschäden, durch Stöße, Schläge oder Stürze, typischerweise Sportverletzungen. Am häufigsten betroffen sind die Knie- und Hüftgelenke. Gerade bei Fußballern ist es deshalb fast unvermeidlich, dass sich später eine Kniearthrose einstellt. Wer aber meint, Abnutzung vermeiden zu können, indem er sich weniger bewegt, der irrt. Denn nur Gelenke, die regelmäßig bewegt werden, werden auch ausreichend mit Nährstoffen versorgt. Die alte Weisheit »Wer rastet, der rostet!« besitzt also durchaus Gültigkeit.

Die Diagnose Arthrose sollte mit Sorgfalt hinterfragt werden

Eine präzise Diagnose ist eine der wichtigsten Grundelemente guter Medizin. Erst dann kann das Krankheitsgeschehen eingeordnet werden und die wissenschaftlich fundierte Therapie angepasst werden. Aber es gibt auch die Schattenseiten der Diagnosestellung und vor allem die Art, wie der Arzt die Diagnose kommuniziert und »rüberbringt«.

Der Placeboeffekt ist gut bekannt. Der Arzt verabreicht ein Medikament, unterstützt von der Bekräftigung, dass dies gut helfen wird, und er hat eine vertrauenswürdige und kompetente Ausstrahlung. Allein dadurch, ganz ohne die chemische Wirkung des Medikamentes, stellt sich bei vielen Schmerzproblemen bereits ein relevanter Therapieeffekt ein. Aber leider geht diese wissenschaftlich noch gar nicht ganz genau verstandene Wirkkraft auch in die andere Richtung. Negative Aussagen, angstmachende Aussagen und Unfreundlichkeit oder kühle Distanz statt Zuwendung können auch Beschwerden verursachen und verschlimmern. Und hier kommen die negativen Wirkungen von Diagnosen ins Spiel, die »Noceboeffekte« von Röntgenaufnahmen und MRTs. Sehr oft, wenn mir Patienten mit Arthrosebeschwerden ihre mitgebrachten Röntgen- und MRT-Befunde zeigen, bin auch ich im ersten Moment geradezu erschüttert, wie schlimm das alles im Befund formuliert klingt. Überall sind Abnutzungen, Entzündungen, Zerstörungen. Dazu passt es dann, wenn manch unsensibler Arzt dies triumphierend mit Sätzen, wie »Ihre Wirbelsäule ist hinüber, ein Trümmerfeld«, »Ihr Kniegelenk läuft auf Felge« drastisch und vor allem rein mechanisch kommentiert und überzeichnet. Für diejenigen, die so etwas als Patient gesagt bekommen, ist der Schaden schon mal da. Denn solche Sätze brennen sich ein. Wie oft habe ich schon am Anfang einer stationären Behandlung Patienten die Sätze sagen hören: »Aber viel wird da nicht zu machen sein, mein Orthopäde sagt, es ist ›alles kaputt‹.« Solche Sätze gehören unter Strafe gestellt. Denn schon lange ist bekannt, dass Röntgen- und MRT-Befunde auf der einen Seite und die Beschwerden und Einschränkung der Beweglichkeit sehr oft nicht zusammenpassen.

In der ärztlichen Ausbildung lernt man in verschiedenen Fächern das Gebot: Man behandelt keine Befunde. In der Praxis und Klinik findet aber genau das viel zu oft statt. Daher versuche ich in Gesprächen, dies zunächst einmal geradezurücken und klarzumachen, dass ein Röntgen- oder ein MRT-Befund, von Ausnahmen abgesehen, aus sich heraus allein noch nichts entscheidet. Jeder hat Abnutzungen und Arthroseanzeichen ab einem gewissen Alter. Dies beginnt in der Regel ab dem vierten oder fünften Lebensjahrzehnt. Unsere Lebenserwartung aber steigt, wir werden immer älter und sollten uns darauf einstellen, 90 Jahre oder älter zu werden, wenn der Lebensstil und die Gene dies zulassen. Es kann kein ganz optimaler Ansatz sein, dass wir ab dem 70. Lebensjahr zwingend aus künstlichen Knie-, Schulter-, Hüftgelenken bestehen und wegen Rückenschmerzen mehrere Operationen über uns ergehen ließen. Um nicht falsch zu verstanden werden, wenn es eine schwere Hüftarthrose ist, ist es ein Segen, wenn diese gut versorgt wird unter Nutzung der modernsten und eleganten Techniken der heutigen minimalinvasiven Chirurgie. Ich möchte aber deutlich machen, dass heute zu viele Diagnosen einseitig »mechanisch« gestellt werden, viel zu viel operiert und interveniert wird, wenn es wahrscheinlich mit konsequenter, guter, konservativer Behandlung – mit Physiotherapie und Naturheilkunde – auch gut ohne operative Eingriffe gegangen wäre.

Was also tun, wenn ein »Totalschaden« von einem Arzt im Gespräch ausgesprochen wird? Nehmen Sie es unbedingt nicht wörtlich, versuchen Sie es irgendwie zu vergessen und suchen Sie sich zunächst eine Zweitmeinung von einem Arzt oder Therapeuten, der nicht ausschließlich mit operativer Therapie behandelt. Suchen Sie sich stattdessen einen Arzt für Naturheilverfahren oder physikalische Therapie und Rehabilitation, vielleicht auch einen Schmerztherapeuten oder einen sehr guten Physiotherapeuten. Und dann sollte erst einmal gut behandelt werden.

Übergewicht und Bewegungsmangel sind häufige Ursachen für Arthrose

Es ist meist die erste Empfehlung, die von Orthopäden, Internisten und Hausärzten ausgesprochen wird: Gewichtsnormalisierung. Dies ist auch zweifellos eine gute Empfehlung, denn es ist belegt, dass Gewichtsreduktion Knie- und Hüftarthrosebeschwerden verbessern können. Und: Es ist ein relevantes Thema, da inzwischen in Deutschland etwa 65 Prozent der erwachsenen Männer und etwa 55 Prozent der Frauen übergewichtig sind. Es ist auch naheliegend, dass Übergewicht Arthrosen von Knie und Hüftgelenk begünstigt. Die Gelenke müssen die zusätzlichen Kilos bei jedem Schritt mit abpuffern – und dass hierdurch der Gelenkknorpel mehr belastet wird, ist offensichtlich. Dennoch gibt es auch einige Ungereimtheiten. So ist unklar, warum das Gelenk, das bei Übergewicht am meisten zu tragen hat, das Sprunggelenk, dennoch eher selten eine Arthrose erleidet. Während bei der häufigsten Arthroseform, der Hand- und Fingerpolyarthrose, Übergewicht ein Risikofaktor ist, obwohl die Hände und Finger nicht durch das Gewicht statisch mehr belastet werden (außer man würde sehr häufig Handstand praktizieren).

Möglicherweise geht es also bei dem Risikofaktor Übergewicht gar nicht nur um die zusätzliche Gewichtsbelastung, sondern um die Stoffwechselfolgen, die Übergewicht mit sich bringt. Heute weiß man, dass Fett nicht nur ungeliebte Energiereserve ist, sondern dass im Fettgewebe zahlreiche Moleküle und Botenstoffe, Adipokine, produziert werden, die in der Summe im ganzen Körper Entzündungen fördern – vermutlich eben auch Entzündungen an den Gelenken.

So gibt es also beim Thema Ernährung und Arthrose eine gute und schlechte Nachricht. Die schlechte Nachricht zuerst: Es ist bei Übergewicht auf jeden Fall wichtig, Gewicht abzunehmen. Orthopäden weisen oft darauf hin, dass ein Kilo weniger Gewicht mehrere Kilos Erleichterung für die Gelenke bringe: aufgrund der Hebelwirkungen am Gelenk. Aber: Gewicht abzunehmen, dies ist kein Geheimnis, ist nicht ganz leicht. Sonst hätten nicht so viele Menschen inzwischen Übergewicht. Aber es gibt Wege, die bei genauerem Hinsehen gar nicht so schwierig sind. Auf Seite 70 ff. folgen meine Empfehlungen zur Gewichtsnormalisierung. Und ausführlicher habe ich in meinem Buch »Mit Ernährung heilen. Besser essen – einfach fasten – länger leben« wichtige Wege zur Gewichtsreduzierung, wie Heilfasten, Intervallfasten und pflanzliche Ernährung, näher beschrieben.

Die gute Nachricht ist: Man kann sehr wohl bei Arthrose beschwerdefrei – oder zumindest beschwerdeärmer – werden, auch wenn das Übergewicht bleibt oder sich nur wenig bewegt. Denn es liegt eben nicht nur an der statischen Überlastung der Gelenke, dass Übergewicht so häufig mit Arthrosen, vor allem mit Kniearthrose oder Hüftarthrose, einhergeht. Verzweifeln Sie also nicht an Ihrem Übergewicht!

Allerdings: Ganz abgesehen von der Gewichtsabnahme empfiehlt es sich schon aufgrund der antientzündlichen Wirkung, sich um eine gesündere Ernährung zu kümmern. Ernährt man sich bei Übergewicht vollwertig, pflanzlich und vegetarisch, so können die ungünstigen entzündlichen Stoffwechselwirkungen von Übergewicht, auch unabhängig von der angestrebten Gewichtsabnahme, stark reduziert werden. Auch Bewegungstherapie kann bei bestehendem Übergewicht viel Gutes erreichen. Ein Teil der Arthrosebeschwerden bei Knie- und Hüftarthrose rührt auch daher, dass sich infolge des Übergewichts die Bewegungs- und Laufmechanik ändert. Und da alles schwerer wird, bewegt sich ein übergewichtiger Mensch automatisch weniger. Diesen Bewegungsmangel und auch die angepasste, ungünstige Art zu gehen, zu tragen, zu sitzen – all dies kann man ändern, auch ohne allzu viel abzunehmen. So können Fehlstatik und Fehlbewegungen, die man sich angewöhnt hat, durch Bewegungsprogramme, Physiotherapie oder Yoga korrigiert werden. In der Regel nimmt man allein schon Gewicht ab, wenn die Gelenke wieder beübt und gedehnt werden und wenn dadurch wiederum mehr schmerzfreie Bewegung möglich ist.

Und inzwischen weiß man auch, dass Muskeln nicht nur für die Kraft und die Bewegung zuständig sind, sondern, ebenso wie das Fettgewebe, stoffwechselaktiv sind und unablässig Signal- und Botenstoffe produzieren und in den Körper abgeben. Das Faszinierende: Diese Botenstoffe der Muskeln, die Myokine, sind »gute« Botenstoffe, sie wirken antientzündlich und unterstützen das Immunsystem. Es sind die wirksamen Gegenspieler der schädigenden Adipokine des Fettgewebes. Daher sorgen Bewegung und Muskeltraining nicht nur für mehr Kraft und Beweglichkeit, sondern tun dem ganzen Körper gut und sind förderlich für unsere Gesundheit.

Warum der Gelenkschmerz nicht immer vom Gelenk kommt

Nach der Diagnose einer Arthrose durch den Orthopäden oder Internisten gehen die meisten Menschen davon aus, dass der Schmerz, unter dem sie leiden, auch direkt vom Gelenk her stammt. Dies ist jedoch meist gar nicht der Fall oder zumindest nicht ausschließlich. Der Abrieb des Knorpels verursacht nämlich zunächst keine Schmerzen, da der Knorpel selbst keine Nerven enthält, die den

Schmerz melden könnten. Erst wenn eine Entzündung der Gelenkhaut und der Gelenkkapsel dazukommen, entstehen im Gelenk selbst Schmerzen. Zum Schmerz beitragen können also wesentlich die umgebenden Gelenkstrukturen, entzündete Gelenkkapseln, gereizte Sehnen, Muskeln und die Faszien. Daher wird auch verständlich, warum Menschen nach Implantation einer Endoprothese am Knie oder am Hüftgelenk noch unter Schmerzen leiden. Zum Glück kommt dies nicht sehr häufig vor, jedoch gerade bei der Knieendoprothese in 10 bis 20 Prozent der Fälle. Würde der Schmerz bei einer Kniegelenkarthrose nur vom Gelenkknorpel selbst herrühren, ließe sich dies nicht vernünftig erklären. Denn nach der Implantation einer Endoprothese gibt es keinen Gelenkknorpel mehr. Dies ist ein eindeutiger Beleg dafür, dass auch die umgebenden Strukturen beim Arthroseschmerz beteiligt sind.

So erkläre ich mir auch die hervorragende Wirkung der Blutegeltherapie bei Arthrosen: Selbstverständlich nehmen die Blutegel keinen Einfluss auf die Knorpelstruktur und auf den Knorpelschaden im Gelenk. Dennoch konnten wir in Studien eindeutig belegen und können wir im Klinikalltag immer wieder sehen, dass es nach einer Blutegeltherapie zu einer hervorragenden Beschwerdebesserung und Funktionsbesserung verschiedener Gelenkarthrosen kommt. Dies lässt sich nur dadurch erklären, dass die Speichelsubstanzen des Blutegels, die in der Summe stark entzündungshemmend wirken, einen günstigen Einfluss auf die umgebenden Gelenkstrukturen nehmen.

Die bedeutende Rolle des Bindegewebes bei der Prävention von Arthrose

Neben dem Gelenkknorpel-, Muskel- und Sehnenapparat spielt auch das Bindegewebe eine große Rolle im Zusammenspiel der Gelenke und bei der Prävention von Arthrose. Die Faszien sind Teil des Bindegewebes und umspannen dreidimensional den gesamten Bewegungsapparat des menschlichen Körpers und auch die Organe.

Letztlich wird die für uns sichtbare äußere Form des Körpers gar nicht so sehr durch das Skelett, sondern durch die Faszienarchitektur geprägt. Und hier zeigt sich auch wieder die überragende Anpassungsfähigkeit und Flexibilität des Körpers, denn während Knochen, wenn wir ausgewachsen sind, nicht mehr nachgeben und sich nicht mehr verändern, können wir Muskeln immer wieder kräftigen und aufbauen – und noch ausgeprägter ist diese Fähigkeit bei den Faszien.

Permanent wird das Fasziennetz durch sogenannte Fibroblasten angepasst, umgebaut und neu gebildet. Damit wird auch klar, dass die Bewegung, die wir mit unserem Körper täglich ausüben, die permanente Gestaltung des Fasziennetzes entscheidend prägt. Dies hat aber wiederum zur Folge, dass mangelnde Bewegung sofort zu negativen Wirkungen auf das Fasziennetz führen und sich die Fibroblastenaktivität reduziert. Die Faszien werden verkürzt, weniger geschmeidig und verfilzen. Hier entsteht ein beschwerlicher Weg, der sich dann über die vielen Lebensjahre zu einer immer größeren Bewegungsarmut und zuletzt in Arthrosen äußert.

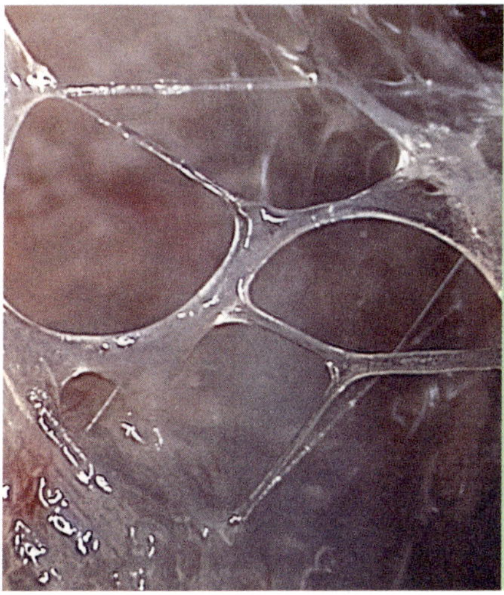

Endoskopische Aufnahme einer Faszie: Jede Bewegung wirkt sich auf die Elastizität der Faszien aus, sie umspannen den gesamten Körper und verbinden alles miteinander. Bewegung hält sie geschmeidig und »in Form«.

An dieser Stelle setzen so wirksame und erfolgreiche Bewegungskonzepte wie das Hatha Yoga oder spezielle Dehnungsprogramme an. Mithilfe dieser Bewegungstechniken werden alle möglichen Bewegungsformen und Dehnungen praktiziert und damit die Gelenke und die Gelenkflüssigkeit maximal angeregt, die Faszien gedehnt und gesund erhalten. Daher ist es auch die Regel, dass mir meist Patienten nach einer Yogastunde erzählen, dass sie am Folgetag Muskelkater an Muskeln verspürten, von denen ihnen gar nicht klar war, dass sie existieren.

Wir haben in unserem Körper über 600 Muskeln, die wir in zahllosen Bewegungsmustern beüben können. Im Alltag nutzen wir das daraus resultierende Bewegungsuniversum aber nicht – und mit dem Älterwerden immer weniger. Schauen wir uns die Beweglichkeit kleiner Kinder an, wie lange sie im Fersensitz spielen und verweilen können, wie alle Dehnungen fortwährend in alle Richtungen ausgeübt werden. Sicherlich können wir dies nicht ein Leben lang bewahren, aber wir sollten uns einiges von den Kindern abschauen von ihrem permanenten Bewegungsdrang. Wichtig ist auch, auf einseitige Positionen im Alltag zu achten. Paradebeispiele sind die Arbeit am PC, am Laptop oder die Nutzung des Smartphones. In der Regel sind die Schultern vorgebeugt und leicht eingedreht, der Kopf und Nackenbereich vorgebeugt. Verbleiben wir in solch einer Haltung am Tag über mehrere Stunden, wird das Gehirn diese Position als normal bewerten und das fasziale Gewebe, das die Schulterspannung im hinteren Bereich bewirken soll und auch den Nacken aufrichtet, verkürzt mehr und mehr. Das Gewebe wird schließlich unnachgiebig und verliert seine Flexibilität, genauso, wie sich die entsprechenden Muskelgruppen, die dagegenhalten könnten, abbauen. Hierdurch entsteht letztlich sehr viel mehr Belastung und Druck auf das Schultergelenk und die Halswirbelsäule als bei einem gut bewegten und gedehnten Gelenk. Es kommt auch zu Reibungsbewegungen, die bei einem gesunden Gelenk nicht vorgesehen sind. Die Druckkräfte, die auf das Gelenk einwirken, werden so immer stärker.

Interessanterweise werden die Faszien und der gesamte Gelenkapparat aber nicht nur durch unser Bewegungsmuster beeinflusst, sondern auch durch psychischen Stress sowie durch die Art unserer Ernährung. Bei der Ernährung spielt die Säurelast eine große Rolle. Wenn wir uns sehr proteinreich ernähren, kommt es im Bindegewebe des Körpers zu einer leichten Übersäuerung. Diese Säureüberlastung in den Geweben wiederum fördert Schmerzen und Entzündung im Bindegewebe. Gleicht man diese Übersäuerung durch eine vegetarisch betonte, eiweißärmere Kost aus, bessern sich – wie auch in Studien belegt – oftmals Rücken- und Gelenkschmerzen.

Die Therapien der Schulmedizin

Von Physiotherapie über Antirheumatika und Biologika bis Operationen

Im Folgenden möchte ich Ihnen einen Überblick über die gängigsten Therapien der Schulmedizin bei Gelenkerkrankungen geben. Die Schulmedizin hat zwar in der Behandlung der Gelenkerkrankungen zahlreiche Fortschritte erzielt, zum einen vor allem auf dem Gebiet der Operationen, die technisch immer besser und verfeinerter werden, letztlich aber oft vermeidbar wären oder zu früh kommen, und zum anderen – vor allem bei rheumatoider Arthritis – bei der Entwicklung neuer Medikamente (Biologika), die zweifellos sehr gute Wirkungen zeigen, aber meist mit Nebenwirkungen behaftet sind. Gerade die Einnahme von Schmerzmitteln ist langfristig immer mit erheblichen Nebenwirkungen verbunden.

Um die schulmedizinische Therapie von Arthrosen und Gelenkerkrankungen kümmern sich Orthopäden, Rheumatologen und Schmerztherapeuten. Am Anfang steht die Diagnose – und dabei auch die Feststellung des Schweregrades der Gelenkbeeinträchtigung. Auf die Diagnose folgen meist Versuche, über reichliche Verschreibung von schmerz- und entzündungshemmenden Medikamenten, Spritzentherapie und Physiotherapie die Beschwerden zu lindern.

Physiotherapie

Die Physiotherapie ist zweifellos die große Schnittmenge zwischen Schulmedizin und Naturheilkunde. Beim Thema Physiotherapie sind sich alle einig: Sie sollte immer so umfangreich wie möglich am Anfang einer Therapie stehen. Allerdings bezahlen die Krankenkassen nicht immer oft und lange genug die entsprechenden Behandlungen.

In unserer Klinik machen wir immer wieder die Erfahrung, dass die Patienten sehr von Physiotherapie profitieren, aber auch berichten, dass sie die Qualität ihrer bisherigen Physiotherapie als nicht so hochwertig erlebt haben. Nicht immer stellt sich ein ausreichender

Therapieerfolg ein. Hier spielt natürlich auch Zeit eine große Rolle. Am Immanuel Krankenhaus, wie auch an anderen spezialisierten Fachkliniken, gibt es mehr Zeit für individuelle ausgearbeitete Physiotherapie-Programme und das macht sehr viel aus. Die moderne Physiotherapie mit ihren verschiedenen Techniken der Bewegung, der Mobilisierung, der manuellen Methoden und Massagen kann auch sinnvoll mit den traditionellen Techniken der Naturheilkunde ergänzt werden. So gibt es aus der Naturheilkunde stammende wirkungsvolle Bewegungsmethoden wie Yoga, Feldenkrais, Alexander-Technik (Erkennen und Ändern von Gewohnheiten) oder Massageformen wie Bindegewebs- und Faszienmassage oder Periostmassage (Massage der Knochenhaut). Für die ambulante Physiotherapie gebe ich immer den Tipp, sich bei der Wahl der Physiotherapie gut umzuhören und auch mal zu wechseln.

Nicht steroidale Antirheumatika (NSAR)

Meist werden zur Behandlung von Rheuma und Arthrose sogenannte nicht steroidale Antirheumatika (NSAR) verordnet. Auf diesem Gebiet hat es in den letzten Jahrzehnten nur sehr wenig Fortschritte gegeben. Unter die NSAR fallen bekannte Schmerzmittel wie Diclofenac, Aspirin oder Ibuprofen. Sie wirken schmerzhemmend und entzündungshemmend. Diese Medikamente haben aber leider nicht zu selten ernste Nebenwirkungen. So kann es vor allem zu gefährlichen Magenblutungen und Nierenschäden kommen, weshalb der Einsatz dieser Schmerzmittel sogar eine der häufigsten Todesursachen weltweit darstellt! Zweifellos sind sie hilfreich im akuten Schub oder wenn nichts anderes mehr geht, aber man sollte immer versuchen, diese auch wieder abzusetzen oder zumindest frühzeitig die Dosis zu reduzieren. Paracetamol ist auch nicht viel besser, letztlich sogar gefährlicher. Eine Dosis Paracetamol von 6000 mg oder mehr kann tatsächlich tödlich sein. Paracetamol verursacht bei Überdosierung schwere Leberschäden und darf keinesfalls in einer höheren Dosierung als 4000 mg in 24 Stunden eingenommen werden.

Sind die Schmerzen sehr schwer und nicht anderweitig beherrschbar, dann gibt es opiatartige Schmerzmittel wie Tramadol oder Tilidin, die manchmal ärztlich verordnet werden. Diese wirken zentral im Hirn, sie sind abgeschwächte Formen von Morphium und Opium. Leider haben sie aber ebenso wie Morphium und Opium selbst ein erhebliches Abhängigkeitspotenzial und können gerade bei Älteren die Sturzgefahr erhöhen. Nicht selten entstehen die gefürchteten Oberschenkelhalsbrüche in Folge solcher Stürze. Was zudem noch ungünstiger ist: Am Anfang wirken diese Mittel hervorragend schmerzlindernd. Je länger sie aber eingenommen werde, desto nachteiliger wirkt der Effekt auf die Schmerzverarbeitung – und letztlich können dann Schmerzen sogar verstärkt werden. Dann wird meist vom Arzt die Dosis erhöht und ein Teufelskreis entsteht. So erfreulich es ist, starke Schmerzen mit Medikamenten sehr gut akut lindern zu können, sollte man dabei immer bedenken, dass sie langfristig dem Körper meist wenig helfen und oft schaden.

Biologika bei rheumatoider Arthritis

Anders sieht die Situation bei rheumatoider Arthritis aus. Hier wurden in den letzten Jahrzehnten hochwirksame Medikamente entwickelt und in die Therapie eingeführt. Inzwischen stehen auch sogenannte Biologika zur Verfügung, die noch gezielter den Krankheits- und Entzündungsprozess in der Zelle selbst bremsen. Biologika bremsen rheumatische Entzündungen hervorragend aus, allerdings kann diese immer zahlreicher und teurer werdende Medikamentengruppe die rheumatische Arthritis leider auch nicht heilen. Setzt man die Medikamente ab, flammt die Erkrankung sofort wieder auf. Ein weiterer Nachteil ist, dass oftmals die Substanzen nach ein bis zwei Jahren ihre Wirksamkeit verlieren und dann auf das nächste Präparat gewechselt werden muss. Viele Patienten fürchten die Nebenwirkungen des gängigsten Präparats Methotrexat (MTX) und von Biologika, wobei ich hier sagen kann, dass die Verträglichkeit insgesamt relativ gut ist. Diese Medikamente sind bezüglich ihrer Verträglichkeit deutlich besser als ihr Ruf.

Behandlung mit Cortison

Cortison wird bei rheumatoider Arthritis vor allem in Tablettenform eingesetzt. Glücklicherweise aber kommt es immer weniger zum Einsatz, da die neuen Medikamente (Biologika) die Entzündung besser und nachhaltiger reduzieren. Bei der Behandlung der Arthrose sollte kein Cortison in Form von Tabletten eingesetzt werden, oder wenn, dann nur in gut begründeten Ausnahmen und für einen kurzen Zeitraum. Meine Zurückhaltung bei Cortison ist durch die erheblichen Nebenwirkungen bedingt. Es führt zu Magenentzündungen, Osteoporose, Hautschädigungen, Diabetes Typ 2 und Gewichtszunahme und sogar zu Depressionen. Also ist es sicher keine gute Wahl für eine Behandlung, wenn es nicht zwingend notwendig ist.

Manchmal kann aber die Injektion von Cortison-Präparaten in das schmerzhafte Gelenk eine Therapieoption sein, vor allem bei einer akuten Entzündung wie einer Schleimbeutelentzündung, etwa im Hüft- und Schultergelenk. Da es nur lokal eingespritzt wird, hat es weniger Nebenwirkungen für den ganzen Körper, aber auf Dauer schädigt es den Knorpel. Die gefürchtetste Komplikation einer Cortisonspritze in das Gelenk, und übrigens grundsätzlich jeder Gelenkinjektion, sind Infektionen. Daher sollten die Cortisoninjektionen mit großer Vorsicht und größtmöglichen Hygienestandards vorgenommen werden und keinesfalls dauerhaft wiederholt werden. Ein bis zwei Behandlungsversuche sollten genug sein.

Injektionen mit Hyaluronsäure

Hyaluronsäure ist eine körpereigene Substanz und kommt zum Beispiel in der Haut, etwa im elastischen Glaskörper der Augen, vor und ist Bestandteil der natürlichen Knorpelsubstanz. Die Hyaluronsäure ist einigen vielleicht als Bestandteil von Gesichtscremes bekannt, in der Schönheitsmedizin wird Hyaluronsäure verwendet, um Falten aufzufüllen. Allerdings lässt der Effekt mit der Zeit nach, ich halte es für langfristig sinnvoller, sich mit seinen Falten als Zeichen gelebten Lebens positiv zu arrangieren.

Diese Injektionen werden, wenn eine Arthrose chronische Beschwerden verursacht, fast allen Patienten mit Arthrose, vor allem bei Knie- und Hüftarthrose, irgendwann angeboten. In den Gelenken wird diese Substanz vom Körper selbst hergestellt und ist ein Bestandteil der Gelenkflüssigkeit. Meist lässt aber bei Arthrose die körpereigene Produktion von Hyaluronsäure nach, und in der Behandlung sucht man nach Möglichkeiten, das Gelenk anderweitig »zu schmieren«. Es liegt also nahe, hier durch Hyaluronsäure-Injektionen in das Gelenk nachzuhelfen. In der biologischen Realität ist es aber meistes etwas komplexer – und nichts kann die körpereigene Produktion solcher Stoffe nachhaltig ersetzen. Oftmals führen diese Injektionen, zumindest beim Kniegelenk, aber schon zu einer Schmerz- und Beschwerdelinderung von Wochen bis zu Monaten. Besonders profitieren Patienten mit einer noch nicht so fortgeschrittenen Arthrose. Die eingespritzte Hyaluronsäure wird aber mit der Zeit abgebaut und ihre Wirkung ist daher begrenzt. Meist werden mehrere Spritzen im Abstand weniger Wochen verabreicht. Dabei kommen für die Serie von Injektionen doch erhebliche Kosten zusammen, meist von mehreren Hundert Euro, und die Krankenkassen übernehmen in der Regel nicht die Kosten. Dies wird damit begründet, dass der wissenschaftliche Wirknachweis bisher nicht überzeugend gelungen ist. Zwar zeigen einige Studien einen leichten schmerzstillenden und entzündungshemmenden Effekt. Dieser ist aber eben nicht sehr ausgeprägt und hält auch meist nur wenige Monate an. Auf der anderen Seite besteht natürlich mit jeder Injektion auch das Risiko einer Infektion.

Schlussendlich berichten viele Patienten im Anschluss der Hyaluronsäure-Therapie von einer Linderung ihrer Beschwerden. Insofern, wenn nichts anderes hilft und die einzige Alternative ein künstliches Gelenk ist, kann man diese Möglichkeit nutzen.

Behandlung mit Eigenblutplasma – die PRP-Therapie

Eine neuartige Therapie ist die Eigenblutplasma-Therapie (PRP) (platelet-rich-plasma = thrombozytenreiches Plasma). Diese Behandlung wird ambulant als Spritzen-Therapie durchgeführt. Zuerst wird dem Patienten Blut entnommen, dieses dann zentrifugiert. Hierdurch trennen sich unterschiedliche Schichten des Vollblutes auf. Herausgefiltert und angereichert wird nun die Schicht mit den Thrombozyten, den Blutplättchen, es entsteht das plättchenreiche Plasma: Aus 15 ml Blut erhält man in 15 Minuten 5 ml PRP. Zudem sind darin entzündungshemmende Faktoren und Gewebewachstumsfaktoren angereichert. Dieser angereicherte, körpereigene flüssige Extrakt wird dann in das betroffene Gelenk eingespritzt. Zunächst schien der neue Therapieansatz vielversprechend und viele orthopädische Praxen haben die PRP-Injektionen in ihr Therapieangebot aufgenommen. Mehrere neue wissenschaftliche Studien zur PRP-Therapie dämpfen den Optimismus aber inzwischen deutlich. In insgesamt vier methodisch hochwertigen Studien wurde die PRP-Therapie mit Placeboinjektionen bei Kniegelenkarthrose, Sprunggelenkarthrose und Sehnenentzündungen verglichen. Das Ergebnis war in allen Studien gleich: PRP war nicht besser als Placebo! Aktuell wird diese Therapie vor allem in der Sportmedizin angewendet und die anwendenden Ärzte sprechen von guten Erfahrungen. Wenn es allerdings hauptsächlich ein Placeboeffekt ist, möchte ich abraten. Dann sprechen die möglichen Nebenwirkungen, die Kosten und der sehr große Aufwand dieses Verfahrens klar gegen diese Therapie.

Stoßwellentherapie mittels akustischer Druckwellen (ESWT)

Die Stoßwellentherapie ist eine interessante Form der nicht-operativen Schmerztherapie, die von einigen Orthopäden und Sportmedizinern bei Arthrose, vor allem aber begleitenden Problemen an Sehnen und Knochen, mit durchaus gutem Erfolg eingesetzt wird. Bei der Stoßwellentherapie, genauer der Extrakorporalen Stoßwellentherapie (ESWT), werden mithilfe eines speziellen Gerätes akustische Druckwellen in das Gewebe geleitet.

Es gibt zwei verschiedene Formen, die radiale und die fokussierte Stoßwellentechnik. Bei der ersten Form ist die Stoßwelle intensiver und kürzer, bei der zweiten wirken die Stoßwellen etwas flächiger und weniger intensiv. In der Klinik und Praxis werden die Stoßwellen häufig bei Begleitproblemen von Arthrosen mit Erfolg eingesetzt, beispielsweise beim Fersensporn, der Kalkschulter oder dem auch häufigen Schmerzsyndrom der Achillessehnen (*Achillodynie*). Nachteil der Therapie ist, dass sie durchaus schmerzhaft ist.

Dabei werden hochfrequente Stöße beziehungsweise Schläge an die schmerzhafte Struktur abgegeben. Den Schmerz der ESWT sollte man auch nicht durch eine vorherige lokale Betäubung dämpfen, da er interessanterweise die Heilwirkung mit in Gang setzt. Eine Studie zeigte, dass die vorherige lokale Betäubung die Wirkung der Stoßwellentherapie reduziert. Das liegt vermutlich daran, dass die starken Schalldruckwellen eine Stoffwechselaktivierung in Gang setzen – und daran ist auch die anfängliche Schmerzaktivierung beteiligt –, sodass im Gewebe Substanzen gebildet werden, die Schmerzen und Entzündungen blockieren. Auch in Studien zur Kniearthrose wurde die Beschwerdebesserung durch dieses

Verfahren belegt. Die Kosten der Stoßwellentherapie werden allerdings nicht von den gesetzlichen Krankenkassen übernommen. Lassen Sie sich bei einem Therapievorschlag daher einen Kostenplan geben.

Bei Arthrose hat die ESWT aber nur eine nachrangige Bedeutung. Physiotherapie, Blutegeltherapie und auch konsequente manuelle Therapie wie Bewegungstherapie sind wirksamer, weniger schmerzhaft und letztendlich kostengünstiger.

Radiosynoviorthese (RSO)

Bei der Radiosynorviothese, kurz RSO, werden radioaktive Substanzen über eine Injektion in den Gelenkinnenraum eingebracht. Hierbei werden Substanzen mit kurzer Halbwertszeit verwendet und auch die Eindringtiefe der Strahlung beträgt nur wenige Millimeter, sodass der darunter liegende Knochen nicht geschädigt wird. Die lokale Strahlenreaktion bewirkt einen Abbau der Gelenkinnenhaut und eine nachfolgende Umwandlung in Bindegewebe. Dadurch können Schmerzen in einzelnen Gelenken wirksam reduziert werden, ohne dass das Gelenk seine Funktion einbüßt. Die RSO ist, auch aufgrund des hohen Aufwandes, kein Verfahren erster Wahl bei chronischen Gelenkschmerzen. Sie bietet sich manchmal bei rheumatoider Arthritis an, wenn zum Beispiel ein einzelnes Gelenk starke Schmerzen verursacht. Hier kann durch die lokale Therapie gezielt behandelt werden. Bei Arthrose sollte die RSO nur in begründeten Ausnahmefällen zum Einsatz kommen.

Operationen

Die letzten Jahrzehnte haben in allen technischen und operativen Bereichen der Medizin enorme Fortschritte verzeichnet. Die Orthopädie war hier besonders erfolgreich. Waren es vor vier Jahrzehnten nur Hüftgelenke, bei denen man Endoprothesen eingesetzt hat, so werden diese heute sehr häufig bei Kniearthrosen, aber zunehmend häufig auch bei Schultersyndromen und Sprunggelenken sowie Fingerarthrosen eingesetzt. Es verbesserten sich sowohl die Operationstechniken, die immer schonender werden, als auch die Narkosemethoden und die rehabilitative Nachbehandlung.

Auch sind die Prothesen selbst qualitativ besser geworden, es gibt eine viel größere Auswahl von Größen, Formen und Materialien, sodass insgesamt die Erfolgsquoten der Endoprothetik stetig besser werden. Allerdings bleibt eine Operation ein erheblicher Eingriff in den Körper – und eine der wichtigsten ärztlichen Aufgaben ist, die Frage zu klären, ob wirklich alle anderen Möglichkeiten der Therapie ausgeschöpft wurden und eine Endoprothese indiziert ist, und wenn ja, zu welchem Zeitpunkt diese Operation am besten erfolgen soll.

Neben den Endoprothesen-Operationen gibt es weitere zahlreiche Operationstechniken, die jeweils den Gegebenheiten des Gelenkes und dem individuellen Befund angepasst werden. Allgemein empfehle ich bei der Frage der Indikation zu einer Gelenkoperation, eine zweite Meinung einzuholen, und wenn eine Operation erfolgen sollte, diese in einer Klinik durchzuführen, wo diese Eingriffe häufig durchgeführt werden und eine Zertifizierung vorliegt.

Die Therapien der Naturheilkunde

- Physiotherapie und Ergotherapie
- Mind-Body-Medizin, Yoga und Meditation
- Ernährung und Fasten
- Heilpflanzen (Phytotherapie) und Nahrungsergänzung
- Thermotherapie und Balneotherapie
- Blutegel
- Schröpfen
- Akupunktur
- Taping
- Neuraltherapie und Entstörung
- Ayurveda

Die Naturheilkunde bietet ein großes Spektrum von Therapiemöglichkeiten bei Gelenkerkrankungen. Das Besondere ist, dass viele Verfahren auch selbst durchführbar sind, so zum Beispiel Wickel, Kneipp-Therapie oder Ernährungstherapie. Da die meisten Naturheilverfahren auch sehr gut verträglich sind, also kaum Nebenwirkungen verursachen, empfehle ich, diese schon früh – beim ersten Auftreten von Gelenkbeschwerden – einzusetzen.

Physiotherapie und Ergotherapie

Wie wichtig Bewegung für die Gelenkgesundheit ist, habe ich bereits betont. Die Naturheilkunde stellt bei Bewegung und Physiotherapie zwei Aspekte besonders heraus: Zum einen, dass es nicht immer viel und sehr intensiv sein muss, wenn es um die Behandlungsdosis geht. Jede noch so kleine Intensität von Bewegung ist gut für die Gesunderhaltung der Gelenke und Muskeln. Wenn es um die medizinischen Wirkungen und um Prävention geht, müssen keine Goldmedaillen gewonnen werden. Daher können Sie auch in kleinen Schritten, »niedrigschwellig«, wie es im Fachjargon heißt, mit einem Bewegungsprogramm starten. Wichtig ist, dass die Bewegung in den Alltag und Tagesablauf passt und so zum Beispiel auch in der dunklen und kalten Jahreszeit regelmäßige Bewegungseinheiten möglich sind. Das können dann auch »nur« Spaziergänge sein.

Von Bedeutung ist auch die Ergotherapie. Hierbei werden ganz konkrete Bewegungsabläufe im Alltag, in der Freizeit und im Beruf analysiert, eingeübt und modifiziert, sodass die Gelenkregeneration unterstützt wird und Schmerzen reduziert werden. Das bessere Spüren und Wahrnehmen von Fehlbelastung und guter Belastung spielt eine wichtige Rolle. Auch werden entlastende Hilfsmittel wie Schienen eingesetzt.

Bei der Ergotherapie der Finger- und Handarthrose werden Bewegungsübungen vor allem in warmem Wasser oder warmen Materialien praktiziert: heiße Wasserbäder, Paraffinbäder, heiße

Sandbäder, Linsenbäder oder Rapsbäder. Diese Anwendungen können auch bei Fuß- und Zehenarthrosen durchgeführt werden.

Zum anderen denkt die Naturheilkunde immer an die Biologie und woher wir im Lichte der Evolution kommen. Unsere Gelenke haben unterschiedliche und oft sehr vielseitige Bewegungsmöglichkeiten. Unsere Urahnen haben sich vermutlich die meiste Zeit des Tages bewegt – und das sehr abwechslungs- und variantenreich. Mal wurde auf dem Boden gekrochen, dann gelaufen oder sich nach einer Frucht gestreckt oder geklettert. Und nun wird aber mit unserem modernen Leben die Alltagsbewegung seit Jahrzehnten immer weniger. Spätestens mit dem Home-Office fallen für viele auch noch der Weg zur Arbeit oder kleine Dienstwege im Büro weg. Auch wenn wir Sport treiben, nutzen wir diese vielen Bewegungsmöglichkeiten unserer Gelenke kaum aus. Fahrradfahren oder Joggen sind letztlich für die beteiligten Gelenke ziemlich monoton, während viele andere Gelenke dabei überhaupt nicht zum Einsatz kommen. Im Englischen gib es in der Sportwissenschaft das Sprichwort: »Use it or loose it«. Wenn wir also etwas nicht nutzen, baut es der Körper zurück. Unsere Körperregulation ist sehr effizient und Überflüssiges »kann weg«. Alle, die einmal einen Arm- oder Beinbruch erlitten haben, kennen das aus eigener Erfahrung. Sehr schnell bauen sich Muskeln zurück,

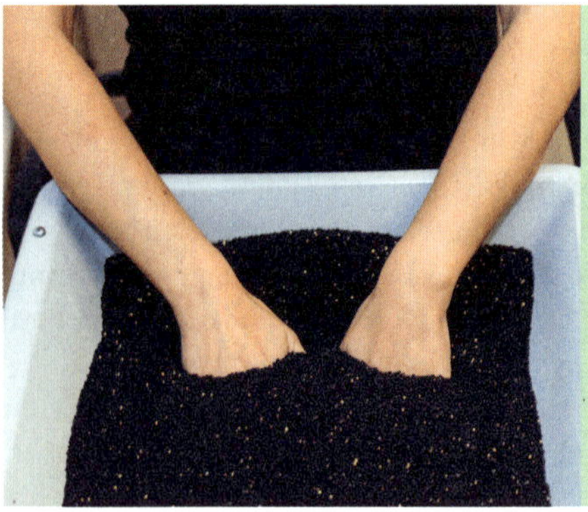

Bewegungsübungen in warmen Flüssigkeiten oder Materialien (hier Linsen) bei Finger- und Handarthrose, aber auch bei Fuß- und Zehenarthrosen wirken schmerzlindernd und bewegungsfördernd.

sie atrophieren, und auch nicht mehr bewegte Gelenke werden schnell steif. Daher sind Dehnungen und vielseitige Bewegungen so wichtig für die Gelenkgesundheit!

Beobachten Sie einmal, wie vielseitig Kinder sich bewegen. Je älter wir werden, desto mehr sitzen wir auf bequemen Stühlen und laufen geradeaus. Versuchen Sie also, »ungewöhnliche« Bewegungen in Ihr Bewegungsprogramm abwechslungsreich einzubauen: wieder mehr Zeit auf dem Boden zu verbringen, auf den Knien zu rutschen, rückwärts zu laufen, zu hüpfen oder das Fuß- und Handkreisen, was man auch am Schreibtisch sitzend praktizieren kann. Sie werden schnell spüren, wie Sie »gelenkiger« werden. Eine konkrete Methode der Physiotherapie, die ich sehr gerne empfehle, heißt »Controlled articular rotations« (CARs). Hierbei werden die großen und kleinen Gelenkgruppen regelmäßig in all ihre Rotationsmöglichkeiten geführt. Wir zeigen damit unserem Körper, dass uns all seine Bewegungsmöglichkeiten wichtig sind, und dann erhält er sie. Und damit wird in den Gelenken die Knorpelernährung und der Knorpelerhalt unterstützt.

Damit diese wirksamen feineren Methoden der Physiotherapie maßgeschneidert zum Einsatz kommen, ist bei der Naturheilkunde die vorangehende Diagnostik des Bindegewebes, der Faszien, von

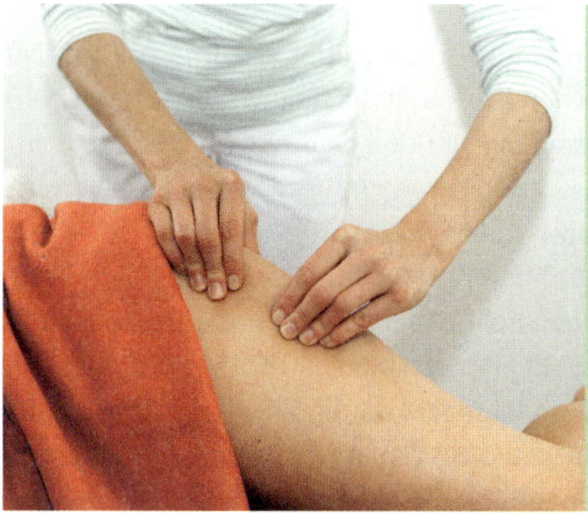

Der Zustand des Bindegewebes lässt sich mit einer speziellen Technik, der sogenannten Kibler-Falte, bestimmen. Dabei wird das Bindegewebe angehoben, die Hautbeschaffenheit und die Schmerzhaftigkeit beurteilt – um anschließend die richtigen Behandlungsmethoden festzulegen.

Muskelverspannungen und der Sehnenelastizität von Bedeutung. Der Zustand des Bindegewebes wird beispielsweise mit der sogenannten Kibler-Falte (nach dem Internisten Max Kibler (1900–1973) beurteilt. Dabei hebt der Untersuchende das Bindegewebe in einer Hautrolle ab (siehe Abb. S. 63) – und an der Hautbeschaffenheit, der Härte und Konsistenz des Gewebes und der Schmerzhaftigkeit kann der Zustand des Bindegewebes beurteilt werden. Damit lässt sich beurteilen, ob bei Gelenk- oder auch Rückenschmerzen Wärme oder Kälte, Schröpfen oder spezifische Massagen am besten helfen werden.

Die Kraft der Mind-Body-Medizin, Yoga und Meditation

Die Zunahme von Stress und stressbedingten Erkrankungen hat die Weltgesundheitsorganisation WHO als eine der größten Bedrohungen des 21. Jahrhunderts bezeichnet. Und wir alle kennen aus eigener Erfahrung die unangenehmen Folgen längerer Stressphasen. Der Schlaf wird schlecht, Lebensfreude und Vitalität nehmen ab, und inzwischen ist sich die Medizin hier einig, dass viele Erkrankungen, von Autoimmunerkrankungen bis Bluthochdruck, von Kopfschmerzen bis Herzinfarkt, durch Stress verursacht oder zumindest mitverursacht werden.

Was hat aber nun Stress mit Arthrose und Rheuma zu tun? Der Berührungspunkt zwischen beiden ist die biologische Schmerzverarbeitung und das Schmerzempfinden. Schmerzen sind das Leitsymptom, also die belastende Hauptbeschwerde – sowohl von Arthrosen als auch rheumatischen Erkrankungen.

Bestehen solche gelenkbedingten Schmerzen lange fort, kann es zur Chronifizierung von Schmerzen kommen. Im Detail ist dies von der Medizin noch nicht alles verstanden. Klar ist aber, je länger Schmerzen bestehen, desto häufiger kommt es zu einer Störung der Schmerzverarbeitung – und die Schmerzen können auch stärker werden oder bestehen bleiben, selbst dann, wenn die eigentliche

Gelenkproblematik sich bessert. Daher können auch Menschen nach Implantation eines künstlichen Gelenkes weiter Schmerzen haben, und selbst nach Amputationen einer Gliedmaße können in der nicht vorhandenen Gliedmaße noch Scheinschmerzen empfunden werden. Inzwischen weiß man auch, dass es Erkrankungen wie das Fibromyalgie-Syndrom gibt, von denen man annimmt, dass sie ihre Ursache vor allem in einer Schmerzverarbeitungsstörung im zentralen Nervensystem haben.

Schmerz dient dem Körper als Warnsignal, um die Finger – als wir noch kleine Kinder waren – schnell von der heißen Herdplatte zurückzuziehen. Stress ist ebenso die Körperreaktion auf eine Bedrohung, eine Alarmsituation. Vom Körper werden in kürzester Zeit Prozesse eingeleitet und molekulare Umstellungen vorgenommen, die schnelles Weglaufen oder Kämpfen ermöglichen. Die »unglückliche Verbindung« dabei ist die Schnittstelle zwischen Schmerz und Stress. Sind wir oft oder dauerhaft gestresst, steigt die Wahrscheinlichkeit für eine Chronifizierung von Schmerzen durch eine fehlerhafte Schmerzverarbeitung. Verletzungen, Schmerzen verursachende Eingriffe, können uns weniger anhaben, wenn wir entspannt sind. Wissenschaftlich ist sogar belegt, dass die Wundheilung nach orthopädischen Operationen viel schneller und unkomplizierter verläuft, wenn wir vor der Operation in einem entspannten Zustand waren.

Den eigenen Umgang mit Stress ändern

Nun können wir den Stress meist nicht aus unserem Leben entfernen. Was wir aber ändern können, ist der Umgang mit Stress. Vom bekannten Meditationsforscher Prof. Dr. Jon Kabat-Zinn stammt das Zitat: »Wir können die Wellen des Meeres nicht stoppen, wir können aber lernen, auf ihnen zu surfen.« In der naturheilkundlichen Ordnungstherapie und Mind-Body-Medizin wird als erste Maßnahme zum Stressabbau empfohlen, täglich eine Tiefenentspannungsübung oder eine meditative Bewegungsform zu praktizieren. Dies sind Techniken wie Meditation, Autogenes Training, progressive

Muskelrelaxation nach Jacobson oder Bewegungsformen wie Tai-Chi, Qigong, Yoga oder Eurythmie. Alle Verfahren haben gemeinsam, dass es im Körper zu einer tiefen Entspannung kommt. Diese senkt den Blutdruck, beruhigt den Herzschlag und führt übrigens auch dazu, dass die Alterungsprozesse im Körper ausgebremst werden. Vor allem aber führen sie zu einer Beruhigung der Schmerzzentren im Gehirn.

Für mich eine der beeindruckendsten Studien zu diesem Thema wurde bereits 2009 von einer amerikanischen Forschergruppe veröffentlicht. Hier wurde eine Gruppe von Menschen, die seit Langem täglich mindestens eine Stunde meditiert, hinsichtlich ihrer Schmerzempfindlichkeit einer nicht meditierenden Gruppe gegenübergestellt. Mit allen Studienteilnehmern wurde zu Beginn eine Schmerzsimulation durchgeführt. Diese kann man durch immer stärkeres Drücken einer stumpfen Nadel in das Gewebe oder durch das Eintauchen von Fingern in Eiswasser provozieren. Dann wird jeweils genau die Zeit gemessen, bis die Teilnehmer angeben, dass nun ein deutlicher Schmerz wahrzunehmen ist und man nicht mehr weitermachen möchte. In der wissenschaftlichen Studie wurde nun die Schmerztoleranz der Langzeit-Meditierenden mit den Nicht-Meditierenden verglichen. Das Besondere: Neben der Schmerzstärke wurde parallel auch ein Computertomogramm (CT) des Hirns durchgeführt, wobei in der Bildgebung die Aktivierung der Schmerzzentren im Thalamus (der Sammelstelle aller Sinneseindrücke) und in den Hirnarealen gemessen wurde. Das Ergebnis war so beeindruckend, da die Langzeit-Meditierenden in der sichtbaren Gehirnaktivierung nur halb so starke Schmerzen hatten und die Schmerzsimulation auch viel länger als die Teilnehmer der anderen Gruppe ertragen konnten. So weit, so gut. Der aus medizinischer Seite noch viel wichtigere Teil war der Verlauf der Studie. Alle Teilnehmer, die bislang nicht meditiert hatten, bekamen ebenfalls einen Meditationskurs kostenlos zur Verfügung gestellt und das Experiment wurde wenige Monate später erneut durchgeführt. Nun waren beide Gruppen gleich gut in der Wahrnehmung und der Aktivierung der Schmerzzentren im Gehirn. Wenige Wochen von täglicher Meditation hatten also ausgereicht, um das subjektive Leiden an Schmerzsignalen fast zu halbieren.

Schlussfolgernd lässt sich also zusammenfassen:

- Schmerzen lassen sich sehr deutlich reduzieren, auch wenn die Schmerzverursachung nicht behoben werden kann.
- Niemand muss den ganzen Tag meditierend im Lotussitz verbringen, es reicht eine tägliche Meditation für einen definierten Zeitraum. Hier sind es 30 Minuten, die ich als einen Mindestzeitraum empfehle. Nun mag mancher einwenden, dies sei eine lange Zeit. Dem stimme ich zu, aber wir sollten nicht vergessen, der Gegenwert für diese 30 Minuten ist eine bessere Gesundheit und ein deutlich geringeres Leiden an Schmerzen sowie ein Plus an weiteren guten Effekten auf das Herz-Kreislauf-System, den Stoffwechsel und sogar die Lebenserwartung.

Meditation

Bei der Meditation ist es sehr wichtig, dass Sie eine angenehme Position und Haltung einnehmen, in der Sie längere Zeit sitzen können, ohne sich bewegen zu müssen. Dies muss keinesfalls ein Schneidersitz oder Lotossitz sein, Sie können in einem Sessel sitzen oder auf einer Couch. Es sollte allerdings nicht so bequem sein, dass Sie mit großer Wahrscheinlichkeit gleich einschlafen. Natürlich ist Schlaf erholsam, aber Experimente des berühmten Harvard-Professors Herbert Benson haben deutlich gezeigt, dass eine aktive Tiefenentspannung, also zu meditieren oder sich anderweitig zu entspannen – durch Musikhören oder Lesen –, mehr als doppelt so wirksam als zu schlafen ist. Versuchen Sie also, konzentriert und wach bei der Meditation zu bleiben. Eine große Herausforderung bei der Meditation ist das Kopfkino, das Gedankenkino (Kabat-Zinn spricht auch vom »Affenstall im Kopf«), das entsteht, sobald Ruhe in uns einkehrt. Hierzu gibt es verschiedene Techniken, die diese Gedanken beruhigen sollen. Meistens ist es die Konzentration auf den Atem oder das Sprechen einer Wortfolge in Gedanken (Mantra). Probieren Sie aus, was am besten zu Ihnen passt. Kommen Sie mit der Meditation nicht zurecht, dann können auch Autogenes Training oder Bilderreisen als Technik wirksam sein. Meditation ist aber die am besten wirksame Technik.

Yoga

Für viele Menschen ist es am Anfang zu anspruchsvoll, in der Meditation zu sitzen, dann können meditative Bewegungsformen eine gute Lösung sein. Sehr beliebt in Deutschland und weltweit ist inzwischen Yoga. Yoga führt auch über die Dehnung der Faszien und über die Stärkung der Muskulatur zu sehr guten Effekten bei Arthrose. Allerdings können bei Yoga auch Verletzungen von Bändern und Gelenken entstehen. Es ist daher sehr wichtig, dass Sie eine Yogamethode finden, die auf Ihre Möglichkeiten Rücksicht nimmt, und dass die Yogalehrer auch Erfahrungen mit Menschen mit Arthrose oder Rheumaerkrankungen mitbringen. Gerade für an rheumatoider Arthritis erkrankte Menschen sind viele Yogaübungen unmöglich, weil sehr viel mit Belastung auf den Händen beübt wird. Aber auch hier gilt, grundsätzlich kann man Yoga mit jeder Erkrankung praktizieren. Ich selbst konnte mich bei meinen Aufenthalten in Indien davon überzeugen, wie der berühmte Yogalehrer BKS Iyengar sogar mit Menschen im Rollstuhl Yogaübungen praktiziert hat und sie sehr davon profitierten.

Tai-Chi

Während sich beim Yoga die Dehnung und die Faszienbearbeitung vor allem positiv auf die Gelenke auswirken, sind es beim Tai-Chi vor allem die Kräftigung der Muskeln und die Verbesserung der koordinativen Fähigkeiten. Einige Studien konnten schon belegen, dass gerade Kniearthrose sich unter Tai-Chi deutlich besserte. Übrigens ist Tai-Chi auch sehr wirksam gegen Bluthochdruck. Dies ist eine der schönen Seiten aller Mind-Body-Techniken, sie haben auch nützliche Effekte auf andere Beschwerden oder andere Erkrankungen. Tai-Chi hat sich als eine der wenigen Bewegungsformen als sehr wirksam beim Fibromyalgie-Syndrom erwiesen. Mehrere Studien konnten eine Schmerzlinderung von etwa 50 Prozent belegen, wenn Tai-Chi regelmäßig zwei- bis dreimal wöchentlich über mehrere Monate praktiziert wurde.

Schließlich gibt es auch weitere, beruhigende und stressreduzierende Bewegungsformen wie die Feldenkrais-Methode, Eurythmie, Heileurythmie oder auch sanfte Kampfsportarten wie Aikido. Ich empfehle immer, sich nach den Angeboten und Möglichkeiten in Wohnortnähe umzuschauen und dann in Probestunden – diese können heutzutage auch online erfolgen – herauszufinden, was am besten zur eigenen Situation passt. Inzwischen kennen sich auch viele Physiotherapeuten mit Techniken wie Yoga und Tai-Chi aus, und Sie können selbstverständlich nachfragen, wie sich diese mit den konventionellen Übungen der Physiotherapie gut und wirksam verbinden lassen.

Erfolgreiche Therapie durch Ernährung und Fasten

Die Ernährungstherapie kann bei Arthrose und bei entzündlichen rheumatischen Erkrankungen entscheidend zur Vorbeugung und erfolgreichen Behandlung beitragen. Es gibt neben Bewegung und Sport keine weitere Maßnahme in der Medizin, die für viele Erkrankungen – eigentlich fast alle Erkrankungen – gleichzeitig einen Nutzen erbringt. Wer also durch eine gute Ernährung seine Arthrose oder sein Rheuma bessert, bekommt gleich noch einige Bonuspunkte an anderer Stelle dazu: einen besseren Blutdruck, Vorbeugung von Diabetes Typ 2, Herz-Kreislauf-Erkrankungen, einigen Krebsformen und sogar von Demenz. Diese überragende Rolle der Ernährung und des Fastens war auch der Grund, warum ich ein eigenes Buch, »Mit Ernährung heilen. Besser essen – einfach fasten – länger leben«, zu diesem Thema geschrieben habe.

Was kann eine gesunde Ernährung nun bei Arthrose und Rheuma bewirken und wie sollte sie aussehen:

1. Übergewicht und entzündliches Bauchfett reduzieren

Übergewicht ist aus zweierlei Gründen schlecht bei Gelenkerkrankungen. Die Gelenke, die unser Gewicht tragen müssen, Fußgelenke, Kniegelenke, Hüftgelenke, werden viel stärker belastet und beansprucht, wenn wir Übergewicht haben. Jedes Kilo, das wir Richtung Normalgewicht abnehmen können, ist ein Segen für diese Gelenke (siehe Seite 43 ff.). Aber es geht nicht nur um die Zahl auf der Waage.

Das Fettgewebe selbst, vor allem das Fettgewebe am Bauch, ist hochaktiv im Stoffwechsel, und hierbei mit ungünstigen Wirkungen. Die Fettzellen des Bauchfettes produzieren Entzündungsbotenstoffe, die jede Form von Entzündung im Körper anfachen und zudem die Entstehung von Herzleiden und Diabetes Typ 2 befördern. Aber: Gewicht abzunehmen, wenn man unter Arthrose oder Rheuma leidet, ist nicht leicht, zumal wenn man durch eine Knie-, Hüft- oder Sprunggelenkarthrose nicht gut laufen kann und Sport nur schwer möglich ist. Deshalb sind die Ernährungsumstellung und eine Fastentherapie entscheidend.

So gelingt das Abnehmen

Ernähren Sie sich pflanzlich-mediterran oder mediterrAsian. Beide Ernährungsarten führen über einen längeren Zeitraum als »Nebenwirkung« zu einer Gewichtsabnahme. Sie sollten jedoch auf Alkohol verzichten. Wie Zucker ist er eine »leere« Kalorie, egal, ob es sich um einen teuren italienischen Rotwein oder um mexikanisches Bier handelt. Weitere Favoriten sind die vegane und die laktovegetarische Ernährung (viel Obst und Gemüse, ergänzt durch Milch und Milchprodukte). Wer sich vegan ernährt, hat einen etwas höheren Ruheumsatz, nimmt also leichter ab.

Seit geraumer Zeit wird die Low-Carb-Diät von vielen propagiert, um Gewicht und Übergewicht in den Griff zu bekommen und einer Arteriosklerose vorzubeugen. Geht es darum, die Adipositas- und Diabetes-Epidemie zu bekämpfen, gilt die kohlenhydratarme Ernährung aktuell für viele als Nonplusultra. Aber ist Low-Carb wirklich so gesund? Licht ins Dunkel brachte die 2018 veröffentlichte Harvard-Studie der Kardiologin und Ernährungswissenschaftlerin Sara B. Seidelmann. Ihr und ihrem Team zufolge kann eine kohlenhydratarme Ernährung das Sterberisiko genauso erhöhen wie eine kohlenhydratreiche. Es kommt dabei weniger auf die Kohlenhydrate selbst an, sondern darauf, durch welche Proteine und Fette die Kohlenhydrate ersetzt werden. Über einen Zeitraum von 25 Jahren wurden fast 6000 Todesfälle im Zusammenhang mit der Ernährung untersucht. Ein 50-jähriger Teilnehmer, der täglich mehr als 65 Prozent seiner Energie durch Kohlenhydrate deckte, lebte danach im Durchschnitt noch 32 Jahre. Andere Teilnehmer, die deutlich weniger Zucker aßen (50 bis 55 Prozent) lebten gerade einmal ein Jahr länger. Eine niedrigere Kohlenhydratzufuhr erbrachte damit erstaunlicherweise fast keinen Überlebensvorteil. Wie konnte das sein? Der genaue Blick darauf, welche Lebensmittel bei der kohlenhydratärmeren Variante vermehrt gegessen wurden, brachte Aufschluss: Bei einer vegetarischen Diät verminderte sich das Sterberisiko um 18 Prozent, während es sich dagegen – wenn Kohlenhydrate durch mehr Fleisch ersetzt wurden – um 18 Prozent erhöhte. Low-Carb vegetarisch – aber nur das – ergibt also durchaus Sinn! Trotzdem empfehle ich eine Low-Carb-Diät grundsätzlich nicht. Nur für Diabetiker und adipöse Menschen kann die vegetarische Low-Carb-Variante sinnvoll sein. Andere Ernährungsformen wie die Atkins-, Paleo- oder Low-Carb-Diät führen zwar zur Gewichtsabnahme, sind aber langfristig definitiv nicht gesund – und ich empfehle sie daher nicht.

Nochmals sei gesagt: Kohlenhydrate sind nicht gleich Kohlenhydrate. Achten Sie darauf, vollwertige, komplexe Kohlenhydrate wie Vollkorngetreide zu essen. Eine gute Möglichkeit, die potenziell dick machende Wirkung von Kohlenhydraten zu reduzieren, besteht darin, Kartoffeln, Pasta oder Reis abkühlen zu lassen. Dadurch entsteht resistente Stärke, die zu einer geringeren Insulinausschüttung führt. Sorgen Sie für eine ausreichende pflanzliche (!) Proteinzufuhr, denn Proteine sättigen gut.

Setzen Sie sich ein realistisches Ziel. Eine Gewichtsabnahme von ein bis zwei Kilogramm pro Monat ist optimal. Haben sich die Kilos bereits angesammelt, braucht es mit zunehmendem Alter ebenso mehr Zeit und Geduld, um abzunehmen. Das sage ich nicht, um Sie zu entmutigen, aber entscheidend für den Abnehmerfolg ist nun mal Geduld.

Besonders zu empfehlende Nahrungsmittel bei Übergewicht

- **Apfelessig:** In eine Studie war der Verzehr von ein, zwei Esslöffeln Apfelessig mit einer Gewichtsabnahme von zwei Kilogramm nach drei Monaten verbunden. Finanziert wurde diese Studie zwar von einem Essighersteller, aber da die positive Wirkung generell von Essig auf Diabetes (blutzuckersenkend) und auf den Blutdruck bekannt ist, kann ich guten Gewissens Apfelessig ergänzend zum Abnehmen empfehlen. Nur ist es wichtig, ihn regelmäßig zu löffeln und nicht allein auf ihn zu setzen.
- **Bitterstoffe:** Sie sind natürliche Fatburner. Bitterstoffe stimulieren sehr effektiv die Produktion von Verdauungsenzymen in Galle und Bauchspeicheldrüse und darüber die Fettverdauung. Bittere Aromen führen zudem zu einer schnelleren Sättigung und sind für das Mikrobiom günstig. Mittlerweile wird leider der bittere Geschmack aus immer mehr Gemüse- und Salatsorten herausgezüchtet. Ich empfehle, täglich Radicchio, Chicorée, Endiviensalat, Oliven, Kohl oder Wildpflanzen wie Löwenzahn und Giersch zu essen. Wenn Schokolade sein muss, eignet sich einzig Bitterschokolade.
- **Nüsse:** Ich werde nicht müde, Nüsse zu empfehlen. Sie sind einfach unschlagbar gesund. Obwohl Nüsse sehr fetthaltig sind, nimmt man trotzdem ab. Sie sättigen nämlich stark, und so isst

man zu den Mahlzeiten am Ende weniger. Besonders Pistazien unterstützen die Gewichtsabnahme. Sie müssen erst aus der Schale herausgeschält werden, ehe man sie essen kann – allein dieser Umstand scheint dem Gehirn genug Zeit zu geben, um Sättigungssignale auszusenden. In der Ernährungswissenschaft spricht man bei dieser psychologischen Reaktion vom »Pistazien-Prinzip«. Für harte Nüsse und Mandeln, die man langsam und intensiv kauen muss, trifft dieses Prinzip ebenso zu. Nüsse kurbeln schließlich den Fettabbau an. Darum mache ich auch keine Einschränkungen bei Mengenempfehlungen.
- **Trinken:** Hier funktioniert ein kleiner Trick: Trinken Sie vor dem Essen ein bis zwei Gläser Wasser. Der Stoffwechselexperte an der Charité, Michael Boschmann, und sein Team konnten nachweisen, dass dies die Gewichtsabnahme unterstützt. Am besten 15 bis 30 Minuten vor einer Mahlzeit. Wasser dehnt nicht nur den Magen, sondern besitzt selbst positive Stoffwechseleffekte.

2. Reichlich essen, was die Gelenke schützt

Arthrose und vor allem Rheuma entsteht auf Zellebene durch einen Entzündungsprozess. An diesem Prozess sind zahlreiche zelluläre Prozesse beteiligt, und dabei gibt es Moleküle und Stoffe, die einen solchen entzündlichen Prozess zu bremsen helfen. Diese Stoffe haben Namen wie Flavonoide, Polyphenole, Anthocyane, Vitamine. Fast alle kommen ausschließlich in Pflanzen vor, man spricht auch von sekundären Pflanzenstoffen.

Um Entzündungen zu vermeiden, empfiehlt sich der Genuss dieser Lebensmittel:
- **Gemüse:** Besonders die pikanten, intensiv farbigen Gemüse, und alles Grünblättrige, also auch Salate. Besonders entzündungshemmend wirken die sogenannten Kreuzblütler, dazu zählen z.B. Broccoli, Rosenkohl, Blumenkohl, Meerrettich, Radieschen, Rucola, Kresse und Grünkohl.

- **Beeren und Obst:** Besonders stark entzündungshemmend sind die dunklen Farbstoffe in Beeren, die sogenannten Anthocyane. Tatsächlich konnten auch klinische Studien die Wirksamkeit von Beeren bei Arthrose und Arthritis belegen: Am besten ist dies für Blaubeeren und für Erdbeeren untersucht. Erdbeeren sind zwar nicht so dunkel und gehören botanisch gar nicht zu den Beeren, sondern zu den Nüssen, sie enthalten aber weitere nützliche Inhaltsstoffe wie Fisetin, eine Substanz, für die auch entzündungshemmende Wirkungen und sogar eine vorbeugende Wirkung gegen Demenz dokumentiert wurden.
- **Kirschen:** Kirschen haben eine entzündungshemmende Wirkung, diese beruht auf den Anthocyanen sowie einer spezifischen Hemmung von Entzündungsstoffen, ähnlich wie Ibuprofen, allerdings ohne Nebenwirkungen. Studien belegen die entzündungs- und schmerzhemmende Wirkung bei Arthrose und vor allem bei Gicht. Als Dosis werden meist 15 bis 20 Kirschen pro Tag empfohlen. Frische Kirschen sind am besten, aber wenn keine Kirschsaison ist, können es auch tiefgefrorene Kirschen oder Dosenkirschen sein, auch Sauerkirschen haben einen Effekt. Allerdings hat man vielleicht nicht täglich Lust, Kirschen zu essen. Da empfiehlt sich die Abwechslung mit Blaubeeren, Erdbeeren und anderen dunklen Beeren wie Brombeeren und Johannisbeeren.
- **Vollkorngetreide:** Es enthält viele Faserstoffe: die Ballaststoffe. Diese wiederum sind das beste Futter für gute Darmbakterien und fördern ein gesundes Darmmikrobiom. Heute weiß man, dass das Mikrobiom auf viele Entzündungen ursächlich oder im Krankheitsverlauf einen günstigen Einfluss nehmen kann. Ballaststoffe finden sich auch in Hülsenfrüchten, Gemüse und Obst. Alle tierischen Produkte haben gar keine Ballaststoffe!
- **Vitamin-C-reiche Gemüse- und Obstsorten:** Zitrusfrüchte, Granatapfel, Sanddorn, Hagebutte (nur als unerhitzter Mus; erhitzter Hagebuttentee hat keine nennenswerte Wirkung). Es gibt Hagebutte auch als Nahrungsergänzungsmittel.

- **Gewürze und frische Kräuter:** Die meisten Gewürze und grünen Kräuter haben entzündungshemmende Wirkungen. Fügen Sie Gewürzmischungen aus Kreuzkümmel, Koriander und Muskat auch noch Kurkuma und Ingwer hinzu, diese sind sogar noch wirksamer als die anderen drei. Auch Bockshornklee und Kardamom sind entzündungshemmend. Und auch Chili ist ein Heilmittel! Nicht jeder mag die Schärfe von Chili, aber immer mehr Studien weisen auf das entzündungshemmende Potenzial und auch auf eine gute Wirkung auf den Stoffwechsel hin. Möglicherweise nimmt man mit Chili auch besser Gewicht ab. Also versuchen Sie ruhig einmal, scharf zu essen.
- **Getränke:** Als Getränke sind grüner Tee und Kaffee zu empfehlen.
- **Omega-3-Fettsäuren:** Sie sind die Gegenspieler der entzündungsfördernden Eicosanoide, diese sollten also reichlich aufgenommen werden: durch Leinsamen, Lein-, Weizenkeim- oder Rapsöl, grünes Blattgemüse, Soja, Algen sowie Nüsse (Walnüsse).

Wenngleich heute über die Empfehlung der Einnahme von Fischölkapseln gestritten wird, die diese Omega-3-Fettsäuren in hoher Konzentration enthalten (denn in Studien wirkten sie nicht überzeugend), ist es meine klare Empfehlung, auf die Zufuhr von Omega-3-Fettsäuren durch natürliche Nahrung zu achten. Am besten sind **pflanzliche** Quellen. Fisch empfehle ich nicht, da die Meere zunehmend überfischt, Aquakulturen ökologisch hochproblematisch sind und die Fische selbst durch Schwermetalle und Mikroplastik immer mehr belastet sind. Probieren Sie Algen, es gibt sie inzwischen auch regional, aus Süßwasser. Die Fische haben ihre Omega-3-Fettsäuren sowieso von den Algen. Wenn Sie Nahrungsergänzungen probieren wollen, empfehle ich Algenöl oder Leinöl. Die pflanzlichen Quellen enthalten Alpha-Linolensäure (ALA), die aber im Körper dann zur entzündungshemmenden Eicosapentaensäure (EPA) umgewandelt wird.

Ich empfehle auch den regelmäßigen Verzehr von Nüssen. Nicht nur die Omega-3-Fettsäuren liefernden Walnüsse, sondern auch Haselnüsse, Pecannüsse, Paranüsse, Cashews oder Pistazien und auch Mandeln. Fast alle Nüsse und Mandeln wirken sich positiv auf den Stoffwechsel aus und fördern das gute Darmmikrobiom. Und obwohl sie fettreich sind, nehmen Patienten in Studien meistens ab, wenn sie regelmäßig Nüsse knabbern.

3. Wenig essen, was Entzündungen im Körper fördert

Arachidonsäure ist eine Fettsäure, die nur in tierischen Fetten in relevanter Menge vorkommt. Wenn sie reichlich mit der Nahrung in den Körper gelangt, werden daraus entzündungsfördernde Signalstoffe, die Eicosanoide, synthetisiert. Durch den Verzicht auf Fleisch, Wurst, Eier, Fisch und Milchprodukte können Sie die Arachidonsäure ausbremsen. Auch gesättigte Fette fördern Entzündungen im Körper, diese finden sich ebenso hauptsächlich in Fleisch, Wurst, Milchprodukten und Eiern. Länder, in denen weniger Fleisch und Milchprodukte verzehrt werden, haben auch weniger Arthritis in der Bevölkerung, das ist nicht beweisführend, aber ein deutlicher Hinweis.

Eine anhaltende Kontroverse gibt es in der Ernährungsmedizin um Gluten, das Klebereiweiß im Getreide. Die meisten Menschen vertragen Getreide und auch Gluten sehr gut. Und Getreide ist eine hervorragende Quelle von Vitaminen und Ballaststoffen, Protein und Spurenelementen, wenn es Vollkorngetreide ist. Bei rheumatischen Entzündungen kann man allerdings einen Auslassversuch machen. Wenn Sie bemerken, dass Sie Gluten nicht vertragen und sich unter glutenfreier Kost die Beschwerden bessern, sollten Sie eine Zöliakie diagnostisch abklären lassen. Zöliakie ist die stärkste Form der Glutenunverträglichkeit, bei der schon winzige Mengen (ein Krümel reicht aus) schwere Symptome (Blähungen, Durchfall, Muskelschmerzen, Müdigkeit, Kopfschmerzen und Gelenkschmerzen) auslösen können. Diese systemische Krankheit betrifft nur etwa

0,5 bis 1 Prozent der Bevölkerung Europas. Der Nachweis auf Zöliakie erfolgt durch eine Magen- beziehungsweise Dünndarmspiegelung und/oder eine Bestimmung spezieller Antikörper im Blut. Gegebenenfalls kann die Diagnose auch über eine Typisierung der genetischen Veranlagung (Erbmerkmale HLA-DQ2/DQ8) erfolgen. Ist eine Zöliakie gesichert, lässt sie sich hervorragend behandeln. Durch eine konsequent glutenfreie Ernährung sind die meisten Betroffenen innerhalb von zwölf Monaten beschwerdefrei. Aber wie gesagt: Es ist sehr selten. Und zumeist wird Getreide zu Unrecht verteufelt.

4. Mikrobiom – der Darm als zentraler Ort für die Gesundheit

Inzwischen weiß man, dass auch das Darmmikrobiom, also die Darmbakterien, entzündungsfördernde und sogar toxische Stoffe, aber auch schützende und entzündungshemmende Stoffe mit produzieren kann. Noch ist vieles unklar in der Forschung zum Mikrobiom, aber die Grundregeln sind klar: Gut für das Mikrobiom sind Ballaststoffe, da sie den Stoffwechseleinfluss für das Wachstum von Bakterien begünstigen. Ballaststoffe gibt es **nur in pflanzlicher Nahrung**, vor allem in Gemüse und in Vollkorngetreide, aber auch in Nüssen und Hülsenfrüchten.

Viele Patienten fragen mich auch nach Probiotika, also Darmbakterien, die man als Fertigpräparate einnimmt. Dies kann man als Therapieversuch ausprobieren, grundsätzlich rate ich aber eher dazu, mit einer gesunden Ernährung für die richtige, gesunde Darmflora zu sorgen: Essen Sie Wurzelgemüse, Vollkorngetreide und fermentiertes, eingelegtes Gemüse. Der Star unter den fermentierten Gemüsen ist das gute alte Sauerkraut. Es ist unschlagbar: Es ist Frischkost, enthält Vitamin C und Senföle und noch probiotische Bakterien. Aber nicht erhitzen! Weitere natürliche Quellen für Probiotika sind Joghurt, Sauermilch, Brottrunk, Sojasauce.

5. Säure-Basen-Balance

Das Thema des Säure-Basen-Gleichgewichts findet immer größere Beachtung in der Ernährungsmedizin, und viele Patienten berichten mir immer wieder über selbst durchgeführte Basenkuren oder Basenfasten. Aus wissenschaftlich-medizinischer Seite wird oftmals kritisch eingewandt, dass der Körper über die Lunge und die Niere über ausgezeichnete Puffersysteme verfügt, die jeden Überschuss an Säure sofort ausgleichen und so das fein abgestimmte Gleichgewicht im Körper erhalten. Dies ist auch für die Blutkonzentration weitgehend zutreffend, nur bei schwerstkranken Patienten, zum Beispiel auf Intensivstationen, sieht man Entgleisungen der Säure-Basen-Balance mit Säureüberschuss. Während aber die Blutbalance so stabilisiert wird, kann es sehr wohl im Körper lokal, also in bestimmten Geweben oder Organen, einen Säureüberschuss geben.

Säure-Basen-Balance

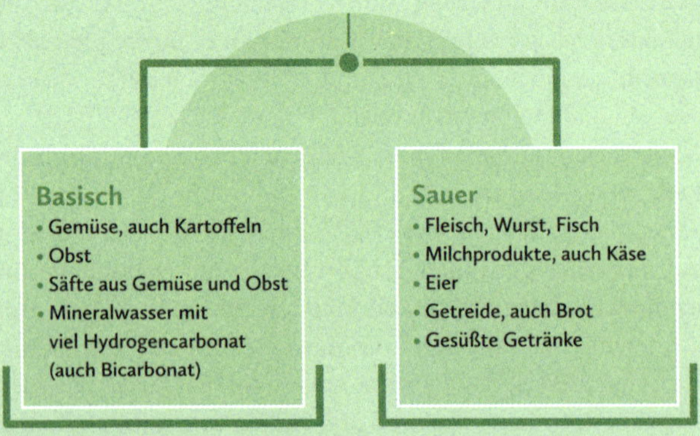

Die Gesundheit der Gelenke, der Muskeln und vor allem der Knochen wird erhalten und optimiert, wenn kein Säureüberschuss im Körper und in den Geweben entsteht.

Dies wird vor allem auch durch entzündliche Prozesse mit verursacht. Entzündungen führen im Gewebe zu einer Übersäuerung.

Schon 1985 haben Rheumatologen hierzu einer Untersuchung gemacht. Sie punktierten die Gelenkflüssigkeit von gesunden Menschen, von Patienten mit Arthrose im Kniegelenk und von Patienten mit einer rheumatischen Entzündung im Kniegelenk. Es zeigte sich ein erheblicher Unterschied. Die Säurekonzentrationen bei Patienten mit Arthrose waren doppelt so hoch wie bei Gesunden und die bei an Rheuma erkrankten sogar dreifach erhöht. Und auch für das Muskelgewebe konnten bei früheren Untersuchungen amerikanischer Wissenschaftler zeigen, dass es bei fünfminütiger Belastung der Muskulatur zu einer deutlichen Übersäuerung im Muskelgewebe kommt. Und in wissenschaftlichen Studien hat man auch festgestellt, dass bei der Einspritzung von nur geringen Mengen von Säure in das Gewebe an dieser Stelle starke Schmerzen entstehen.

Säureüberschuss vermeiden

Auf der anderen Seite gibt es auch Studien, die belegen, dass sich beispielsweise Rückenschmerzen unter einer Nahrungsergänzung mit Basen-Mineralstoffen verbessern. Insgesamt deutet also die wissenschaftliche Lage derzeit klar darauf hin, dass die Gesundheit der Gelenke und der Muskeln auch dadurch erhalten und optimiert werden kann, in dem wir darauf achten, keinen Säureüberschuss zu haben, weder im Körper generell noch lokal in den Geweben. Für die Knochengesundheit ist die Säure-Basen-Balance entscheidend. Wenn im Körper Säure anfällt, versucht der Stoffwechsel dies durch Calcium auszugleichen. Allerdings gibt es Calciumvorräte in unserem menschlichen Körper nur in den Knochen. In der Folge wird also Calcium aus dem Knochen herausgelöst, um das Säure-Gleichgewicht wiederherzustellen, und es entsteht ein erhöhtes Risiko für eine Abnahme der Knochendichte, sprich für eine Osteoporose.

Es ist also für unseren Bewegungsapparat von Bedeutung, dass wir keinen Säureüberschuss haben. Was können wir tun? Der wichtigste Punkt für Säure-Basen-Balance im Körper ist unsere Ernährung. Prinzipiell sind Säurequellen in der Nahrung, vor allem Proteine und Phosphat. Aus diesem Grund sind alle proteinlastigen Nahrungsmittel Säurebildner. Dazu zählen Fleisch, Wurst, Fisch und je nach Proteindichte auch Milch und Milchprodukte sowie Eier. Pflanzliche Nahrungsmittel sind überwiegend basisch, vor allem Gemüse und Obst. Hülsenfrüchte, die auch über etwas Protein verfügen, können auch leicht zur Säurebildung beitragen. Bei den pflanzlichen Nahrungsmitteln ist es dann vor allem das Getreide, das auch zur leichten Säurebildung beiträgt. Insofern wird bei basischen Kuren vom Verzehr von Brot und Pasta abgeraten, stattdessen werden eher Kartoffeln empfohlen. Phosphat wiederum findet sich als Konservierungsstoff in Wurst, vor allem aber auch in Cola und Softdrinks. Wichtig bei der Thematik des Säure-Basen-Gehaltes in der Nahrung ist, dass es hier um die chemische Wirkung geht und nicht um die geschmackliche Komponente. Beispielsweise schmecken Zitronen sauer, sie enthalten aber nur flüchtige Säuren, die bereits abgebaut werden. Dann ist die Zitrone nur noch basisch in ihrer Wirkung. Kaffee beispielsweise kann zwar zu Sodbrennen führen, das wir als saures Aufstoßen empfinden. Kaffee als Extrakt selbst ist aber in seiner Wirkung basisch.

Eine gute Orientierung über den Säure- und Basengehalt von Nahrung hat der Wissenschaftler Professor Riemer aus Dortmund bereits 1995 entwickelt, die sogenannten PRAL-Tabellen (Potential Renal Acid Load). Sie bezeichnen die potenzielle Nieren-Säure-Belastung und teilen die Lebensmittel entsprechend ein.

Basenpräparate und Basenkur

Ich empfehle, immer zunächst die Möglichkeit der natürlichen Ernährung auszuschöpfen. Tatsächlich konnten Mediziner aus Südafrika bereits 2015 in einer wissenschaftlichen Studie nachweisen, dass bei einer gut definierten basischen Ernährung oder der Gabe von basischen Mineralpräparaten die Schmerzen durch Arthrose deutlich nachlassen. Ähnliches wurde auch in Kliniken, die nach den Methoden nach F.X. Mayr arbeiten, schon vor 20 Jahren entsprechend für Rückenschmerzen belegt.

Eine Basenkur in Form von ausschließlichem Verzehr basischer Nahrungsmittel oder auch ein Versuch über sechs bis acht Wochen mit Basen-Nahrungsergänzungen kann ich empfehlen. Hierbei sollte vor allem Magnesiumcitrat und Calciumcitrat der Bestandteil der Basenzubereitung sein.

Unter der Berücksichtigung der Erkenntnisse der Forschung zur Säure-Basen-Balance ist meine Empfehlung für die Ernährung bei Arthrose und Arthrose-Beschwerden:

- Das kennen Sie schon: Es sollte so oft, wie es möglich ist, pflanzlich, vegan oder vegetarisch gegessen werden. Zumindest sollte der Fleisch- und Wurstanteil radikal reduziert werden und möglichst Milchprodukte nur sehr sparsam verwendet werden.
- Sollte dies nicht ausreichen, ist eine betont basische Ernährung der nächste Schritt. Hier empfiehlt sich auch das konsequente Weglassen von Fisch sowie Getreide in Form von Brot. Vollkorn-Pasta nur in kleinen Mengen verzehren.
- Wenn dies auch nicht ausreicht, kann der Versuch mit einer Basen-Mineral-Ergänzung sinnvoll sein. Oftmals hat dies eine deutliche schmerzlindernde Wirkung. Schmerzwissenschaftler haben schon vor Langem festgestellt, dass bei der Schmerzleitung auch Säuresensoren mit beteiligt sind. Werden diese aktiviert, entsteht mehr Schmerz.

Diese Ernährung schützt vor Arthrose

Ganz eindeutig, je pflanzlicher und veganer, desto besser. Aber es geht nicht nur um das Weglassen von Fleisch, Wurst, Eiern und das Reduzieren von Milchprodukten, sondern auch darum, besonders viel von dem Gesunden zu essen. Chips, weiße Nudeln mit Ketchup und süße Limonade sind pflanzlich, aber ungesund. Es geht um eine **vollwertige, abwechslungsreiche, pflanzenbasierte Ernährung**. Und am besten ist es, selbst gekochtes und frisch zubereitetes Essen und möglichst wenig Fertiggerichte zu verzehren.

Wenn Sie Milchprodukte verzehren, achten Sie auf Bioqualität. Dann enthält Butter auch mehr sekundäre Pflanzenstoffe und Omega-3-Fettsäuren. Denn in Milchprodukten kann immer nur das enthalten sein, was das Tier selbst gefressen hat – besser kein Mastfutter mit Antibiotika, sondern frisches Gras und Blumen. Gluten und Getreide sollten Sie nicht meiden, aber darauf achten, dass es Vollkorngetreide ist, bei Brot sollte es vor allem Sauerteigbrot sein – und achten Sie darauf, dass die Menge an Getreide nicht überdimensioniert ist.

Ich kann Ihnen nicht versprechen, dass mit einer solchen Ernährung Arthrose und Rheuma sich **immer** deutlich bessern. Sie werden aber viele Vorteile erleben, von Gewichtsabnahme bei Übergewicht, besserer Herzgesundheit bis zu mehr Darmgesundheit – und am Ende sollte sich das auch bei Ihren Gelenken bemerkbar machen.

6. Das Fasten

Die perfekte Ernährungsstrategie für die Gelenkgesundheit ist, eine gesunde Ernährung mit Fasten zu kombinieren. Ich geize sonst mit Superlativen bei der Beschreibung von Heileffekten, aber durch Fasten können tatsächlich oft fantastische Wirkungen erzielt werden. Vor allem bei entzündlichen Gelenkerkrankungen wie rheumatoider Arthritis oder der Spondyloarthritis (Bechterew-Erkrankung).

Heute gibt es viele verschiedene Methoden zu fasten. Die zwei großen Formen des Fastens sind das Intervallfasten und das längere Heilfasten, auch periodisches Fasten genannt. Stark vereinfacht ist das Intervallfasten ideal, um Gewicht abzunehmen, und das Heilfasten ist hervorragend, um eine Entzündungshemmung im Körper zu bewirken. Beim Heilfasten geht es nicht primär um die Gewichtsabnahme, aber tatsächlich verliert man innerhalb weniger Tage einige Kilo, wobei hier auch eine Entwässerungseffekt mit dabei ist. Durch das Heilfasten werden bei Arthrose die Gelenke durch die Gewichtsabnahme rasch entlastet, zusätzlich wird die entzündungsfördernde Arachidonsäure innerhalb weniger Tage fast vollständig aus dem Körper verbannt.

Vor allem aber werden spezielle entzündungshemmende und schmerzlindernde Effekte erzielt:

- Hemmung von Schmerzrezeptoren: Studien belegten, dass die Aktivierung der für die Schmerzwahrnehmung zuständigen Nervenzellen im Fasten reduziert wird.
- Geringere Produktion von Schmerzbotenstoffen: Entzündungs- und schmerzfördernde Botenstoffe wie sogenannte Prostaglandine werden reduziert, während entzündungshemmende Stoffe vermehrt vom Körper produziert werden
- Gewichtsentlastung
- Vermehrte Ausschüttung von körpereigenen Glückshormonen (Serotonin, Endorphin)
- Autophagie (körpereigene Zellreinigung)
- Günstiger Effekt auf das Mikrobiom (Darmbakterien)
- Vermehrte Ketonkörperbildung (Stoffwechselprodukte, die aus Fettsäuren gebildet werden)

Je nach Ausgangsgewicht sind ein bis zwei Wochen Fasten sinnvoll, um die Schmerzen maximal zu reduzieren.

Das Intervallfasten hat bei Arthrose keinen oder eher wenig ausgewiesenen entzündungshemmenden Effekt. Es ist aber ideal, um nach dem Heilfasten und zusätzlich zu einer vegetarischen Ernährungsumstellung weiter das Gewicht zu reduzieren.

Das Heilfasten

Die wirksamste antirheumatische Methode in der Ernährungsmedizin ist das Heilfasten. Otto Buchinger, Pionier des Heilfastens, erlebte es selbst. Seine rheumatischen Gelenkentzündungen besserten sich durch ein dreiwöchiges Fasten in beeindruckender Weise. Man weiß nicht, um welche Form der rheumatischen Erkrankung es sich bei Buchinger handelte, da zu dieser Zeit die Diagnostik noch nicht so differenziert war wie heute. Bekannt ist nur, dass die Erkrankung ihn massiv beeinträchtigte. Später hat er rheumatische Schübe immer wieder mit Fastenperioden erfolgreich behandelt.

Auch wenn bei Arthrose weniger die Entzündung im Vordergrund steht (wie bei der rheumatoiden Arthritis), sondern eine lebenslange Über- und Fehlbelastung, hat auch die Arthrose einen entzündlichen Anteil. Entsprechend leiden viele Patienten unter Schwellungen und mitunter Überwärmung und Rötung der Gelenke. Die Fastentherapie hat hier eine gute Wirkung, vor allem der entzündliche Anteil bessert sich. Hinzu kommt, dass Fasten eine nachfolgende Ernährungsumstellung leichter macht, die mit einem Gewichtsverlust verbunden ist. Ein solcher entlastet weiter die Gelenke. Somit ist das Fasten als Teil einer vielfältig angelegten Therapie bei Arthrose besonders geeignet. Lindern sich die Gelenk- und Muskelbeschwerden beim Fasten, sind die Chancen sehr hoch, bei dieser Erkrankung ebenfalls die Medikamente reduzieren zu können, zum Beispiel die Schmerzmitteldosis. Ein ähnlicher Effekt lässt sich bei erhöhten Cholesterinwerten oder bei Beschwerden infolge chronischer Darmerkrankungen beobachten.

In unserer Klinik beobachten wir bei Patienten mit rheumatoider Arthritis, die mindestens sieben Tage lang fasten, dass schon dies zu einer Schmerzlinderung und Abschwellung der Gelenke führt. Die Entzündungsparameter im Blut bessern sich ebenfalls nach dieser kurzen Phase. Bei Rheuma ist es auch sinnvoll, länger zu fasten, sofern es das Körpergewicht zulässt. Während eine blutdrucksenkende Wirkung des Fastens schon nach zwei bis vier Tagen eintritt, sind bei rheumatischen Entzündungen nämlich manchmal auch zehn bis zwölf Fastentage nötig, ehe die Entzündungshemmung deutlich spürbar wird. So gut und so schnell die Wirkung des Heilfastens bei Rheuma auch ist, es bleibt die Frage, mit welcher Ernährungsform es nach dem Fasten weitergeht, damit Schmerzlinderung und

Besserung der Symptome möglichst lange anhalten. Wird keine besondere Diät gehalten, kehren die Beschwerden oftmals relativ schnell wieder zurück.

In einer Studie des Immunologen Jens Kjeldsen-Kragh konnte 1991 ein nachhaltiger Erfolg mithilfe eines aufwendigen Ernährungsplans erzielt werden. Nach dem Fasten erhielten die Probanden vier Monate lang eine vegane und glutenfreie Kost. Zusätzlich praktizierte man eine sogenannte Eliminationsdiät: Nach dem Fasten wurde jeweils alle zwei Tage ein neues Lebensmittel eingeführt: zuerst Kartoffeln, nach zwei Tagen Möhren, nach weiteren zwei Tagen Äpfel und so weiter. Verschlechterte sich der Zustand der Gelenke nach der Hinzunahme eines neuen Lebensmittels, wurde es sofort wieder weggelassen – und eventuell zu einem späteren Zeitraum noch einmal probehalber eingeführt. Auf diese Weise identifizierte man die Nahrungsmittel, die die Rheumaschübe auslösten und die man dann »für immer« von der Einkaufsliste strich. Aber wie gesagt: Das ist eine recht komplexe Vorgehensweise.

Aufgrund weiterer Studiendaten und meiner eigenen Erfahrung empfehle ich Rheumapatienten nach dem Fasten zunächst eine vegane Ernährung. Eine glutenfreie Nahrung kann zu einem anderen Zeitpunkt ausprobiert werden, sie ist aber wohl nicht so wichtig wie der Verzicht auf tierische Produkte. Laufende Studien, auch an der Charité, werden hoffentlich in wenigen Jahren zu noch präziseren Ernährungsempfehlungen führen. Doch zeigte schon die Studie der skandinavischen Forscher um den Immunologen Jens Kjeldsen-Kragh den Erfolg des Fastens: Beeindruckend früh besserten sich in der zehntägigen Fastenphase fast alle Symptome bei Rheuma deutlich. Die vor dem Fasten dokumentierten Beschwerden wie der Schwellungszustand der Hände, die Entzündungszeichen im Blut und die Schmerzen, festgehalten in Kurven, zeigten alle steil nach unten. Das ist auch die Erfahrung, die der Heilfastenarzt Otto Buchinger am eigenen Leib machte, und auch ich kann diese bei meinen Patienten ganz regelmäßige, heilende Wirkung des Heilfastens beobachten.

Fasten-Methoden nach Buchinger, F.X. Mayr, Schleimfasten und Scheinfasten

Es gibt verschieden Möglichkeiten des längeren, periodischen Fastens. Am bekanntesten sind das Saftfasten nach Buchinger und das schonende Fasten nach F.X. Mayr. Oft setzten wir bei empfindlichem Magen auch Schleimfasten mit Haferschleim und Reisschleim ein. Für die Selbstdurchführung zu Hause sind Fastenmethoden mit etwas mehr Kalorien und die sogenannte »Fasting-Mimicking Diet« (»Scheinfasten«) geeignet. Beim höherkalorischen Fasten werden kleine Fastenspeisen und Suppen gereicht und am Tag 500 bis 600 kcal verzehrt. Da alle Speisen vegan und zuckerarm sind, ist der Fasteneffekt immer noch sehr ausgeprägt, man hat aber weniger mit der Umstellung zu kämpfen. Die Scheinfasten-Diät geht sogar über 600 kcal, es sind dann aber definierte Speisen, die stark kohlenhydratarm, also ketogen, sind. Diese Fastenmethode hat bei Rheuma nach meinen bisherigen Erfahrungen eine schwächere Wirkung als das Heilfasten nach Buchinger.

Heilpflanzen (Phytotherapie) und Nahrungsergänzung

Die Anwendung von Heilpflanzen (Phytotherapie) ist neben der Bewegungstherapie, Ernährungstherapie, Ordnungstherapie und der Physikalischen Therapie/Kneipp-Therapie eine der fünf großen Säulen der Naturheilkunde. Auch bei Rheuma und Arthrose finden Heilpflanzenextrakte als Tablette oder Wickel häufig Anwendung. In den Apotheken und Drogeriemärkten finden sich viele angebotene Produkte.

Ich empfehle Heilpflanzen oftmals als ergänzende Therapie. Jedoch muss auch gesagt werden, dass die Wirkung der meisten Heilpflanzen eher milde ist und sie daher eben nur eine ergänzende Funktion haben. Zudem müssen die meisten Arzneipflanzen beziehungsweise ihre Präparate selbst bezahlt werden, die Krankenkassen kommen in der Regel leider nicht für die Kosten auf. Ich empfehle daher, einen Therapieversuch zu machen, dann aber nach ungefähr zwei Monaten einen Auslassversuch zu machen, um feststellen zu können, ob es auch tatsächlich eine spürbare Wirkung gibt. Wichtig ist zudem, auf eine ausreichende Dosierung zu achten – nur dann kann eine Heilpflanze auch wirklich helfen.

In unserer Abteilung setzten wir vier Heilpflanzen besonders häufig bei Arthrose oder Rheuma ein: die natürliche Weidenrinde (und andere Baumrindenextrakte), Kurkuma (Gelbwurz), Weihrauch sowie Hagebuttenextrakt.

Salicin aus Weidenrinde

Schon in der alten griechischen Medizin wurde beobachtet, dass die Weidenrinde schmerzlindernde Wirkung hat. Und auch die alten Germanen setzten Weidenrinde gegen Gelenkschmerzen ein. Die Idee, Weidenrinde zu nehmen, entstammte dem damaligen Denken der Signaturenlehre. Da Gelenke oft bei feuchtem Wetter schmerzten, nahm man an, dass Pflanzen und Bäume, die an feuchten Standorten wachsen, auch dagegen helfen müssten. Allerdings schmeckte der Weidenrindensud sehr bitter. Es dauert noch viele Jahrhunderte, bis es dem Chemiker Felix Hoffmann gelang, den entscheidenden Wirkstoff zu isolieren und mit Essigsäure (Acetylierung) zu verbinden. Die entstandene Acetylsalicylsäure konnte man sehr gut synthetisch herstellen und auch der bittere Geschmack fiel weg: Damit war wohl das bekannteste Schmerzmittel der Welt, das »Aspirin« der Firma Bayer, geboren. Durch die chemische Wirkung wurde die Wirkung stärker und besser dosierbar.

Vorteile bieten aber auch heute noch natürliche Weidenrinden-Präparate. Die Weidenrinde wird oft als »natürliches Aspirin« bezeichnet, obwohl der im Medikament enthaltene Wirkstoff Acetylsalicylsäure in Weidenrinde gar nicht vorkommt. Hauptbestandteile sind vielmehr zahlreiche Phenole, darunter auch das Salicin. Dieses Salicin wird im Darm dann zu Salicylsäure umgewandelt, das schmerzlindernd und entzündungshemmend wirkt. Was ist der

Vorteil der natürlichen Weidenrinde? Sie wirkt zwar weniger stark und benötigt auch mehrere Stunden, bis die Schmerzlinderung beginnt, dafür aber hat sie weniger Nebenwirkungen, und vor allem wird im Gegensatz zu Aspirin die Blutgerinnung nicht gehemmt und die Magenschleimhaut viel weniger gereizt.

Neben den Präparaten aus Weidenrinde gibt es auch Präparate, die andere Baumrindenextrakte enthalten. Denn grundsätzlich enthalten viele Rinden von Bäumen entzündungshemmende Substanzen. Ein bekanntes Präparat entstammt den Rinden der Eberesche und Pappel. Die heilende Wirksamkeit der Substanzen aus Weide, Eberesche und Pappel ist durch wissenschaftliche Studien belegt, vor allem bei Knie- und Hüftarthrose. Am besten sind sie bei Schmerzschüben über einige Tage und Wochen oder bei besonderen Belastungen einzusetzen. Bei dauerhafter Einnahme kann es gelegentlich zu Magenschmerzen kommen. Lassen Sie sich in Ihrer Apotheke über die freiverkäuflichen Präparate beraten, denn es gibt auch immer wieder aktuelle Änderungen im Angebot von Heilpflanzenpräparaten.

Kurkuma – Gelbwurz

Während in Europa der Extrakt aus Weidenrinde der meistnachgefragte Wirkstoff ist, ist Kurkuma, die Gelbwurz, eine im gesamten asiatischen Raum besonders häufig eingesetzte Arzneipflanze. In ihren Wurzeln und Schoten ist das wertvolle Curcumin, sind aber auch noch viele weitere bioaktive Pflanzenstoffe enthalten. In Indien und Südostasien ist die Kurkuma-Wurzel zudem ein dominierendes Gewürz und findet sich als Hauptbestandteil in Curry, aber auch sonst in fast jedem traditionellen Gericht. Wichtig zu wissen ist, dass Kurkuma allein nur zu etwa fünf Prozent über den Magen in das Blut aufgenommen werden kann. Eine deutlich bessere Aufnahme in den Körper erreicht man durch Zugabe von Pfeffer und Fett. Insofern sind Curry-Gewürzmischungen, in der Pfeffer natürlicherweise enthalten ist, sowie das Zubereiten und Kochen mit Ölen oder Ghee (einem speziellen Butterreinfett aus der ayurvedischen

Ernährung) eine geschickte Tradition, um die medizinische Wirkung von Kurkuma zu erhöhen.

Zur Selbstbehandlung empfehle ich, einen halben bis ganzen Teelöffel Kurkuma (etwa 1,5 bis 3 Gramm) pro Tag am besten mit etwas Öl und Pfeffer einzunehmen. Die Bevölkerung in Südindien verzehrt etwa 3 Gramm Kurkuma pro Tag mit der Nahrung, daher lässt sich rückschließen, dass diese Dosis auch dauerhaft verträglich ist. Viele Menschen mögen auch die »Golden Milk«, in der Kurkuma mit Mandelmilch und weiteren Gewürzen wie zum Beispiel Kardamom zubereitet wird. Auch hier ist es wichtig, dass eine Spur Pfeffer beigegeben wird. Von der Wirkdosis her aber am präzisesten ist die Einnahme von Kurkuma in Form von Fertigextrakten, die man über die Apotheke beziehen kann, wo es inzwischen verschiedene Präparate gibt. Meistens wird bei den Extrakten der Hauptinhaltsstoff Curcumin angereichert, sodass sich eine Tagesdosis von 100 bis 200 Milligramm Curcumin ergibt. Eine andere Möglichkeit, die Wirkung zu verstärken, ist, die Aufnahme von Curcumin in den Körper durch Emulsionen oder sogenannte Mizellen, also durch Einsatz kleinster Fettpartikel, zu erhöhen.

Wenn Sie Kurkuma-Präparate kaufen, achten Sie darauf, dass angegeben ist, wie viel Kurkuma darin enthalten ist. Und wundern Sie sich also nicht, dass bei den Präparaten mit Emulsionen oder Mizellen die Curcumin-Dosis eher niedrig erscheint. Durch den Einsatz der Emulsionen und Mizellen erreicht man eine höhere anteilige Aufnahme von Curcumin, sodass eben nicht so viel Kurkuma in die Kapsel hinein muss. Vieles spricht aber für die Einnahme des natürlichen Extraktes, der natürlichen Gelbwurz. Denn inzwischen weiß man, dass nicht nur das Curcumin in Kurkuma eine entzündungshemmende Wirkung hat. Für viele der zahlreichen anderen Inhaltsstoffe von Kurkuma, zum Beispiel die Turmerone, haben Pharmakologen auch eine entzündungshemmende Wirkung zeigen können. Und selbst wenn man einen Kurkumaextrakt herstellt und das Curcumin herausfiltert, kommt es immer noch zu einer entzündungshemmenden Wirkung. Es scheint also wie so oft in der Naturheilkunde zu sein: Die Rezeptur von Mutter Natur ist die beste! Aber ich empfehle Kurkuma in Bio-Qualität zu kaufen, dann sollten auch keine oder nur sehr geringfügige Rückstände oder Pestizide darin enthalten sein.

In Asien, und insbesondere im indischen Ayurveda, wird Kurkuma seit Jahrhunderten als entzündungshemmende Pflanze und häufig bei Arthrose und Rheuma empfohlen. Es gibt auch vor allem aus dem asiatischen Raum stammende wissenschaftlichen Studien dazu, die genau diese entzündungshemmende und schmerzlindernde Wirkung zeigen. Dennoch gab es bis vor Kurzem immer wieder kritische Stimmen, die die Ergebnisse der asiatischen Studien anzweifelten. Aufsehen erregte daher eine methodisch sehr hochwertige Studie der australischen Wissenschaftler um Benny Antony von der University of Tasmania, die 2020 in der renommierten Fachzeitschrift *Annals of Internal Medicine* publiziert wurde. In dieser Studie wurden Patienten mit schwerer Kniearthrose und bestehenden Kniegelenkergüssen in zwei Gruppen eingeteilt, eine Gruppe erhielt Kurkuma-Extrakt 1000 mg/d, die andere Gruppe erhielt zwei Placebotabletten. Die Studie lief über drei Monate. Am Ende dieser dreimonatigen Verlaufsphase zeigte sich eine deutliche Schmerzlinderung bei der Gruppe, die die tatsächlichen Kurkuma-Tabletten eingenommen hatten. Diese Studie und die früheren Studien belegen also, dass Kurkuma tatsächlich ein schmerzlinderndes und antirheumatisches Potenzial hat. Die Wirkung ist nach meiner Erfahrung allerdings nicht so stark, dass eine alleinige Therapie mit Kurkuma Schmerzfreiheit oder weitgehende Schmerzlinderung erzielt – es ist meist die Kombination mit weiteren Therapieverfahren notwendig.

Kurkuma ist eine erstaunlich breit wirkende Heilpflanze. Nicht nur hilft sie bei Gelenkschmerzen und Gelenkentzündungen, Studien haben inzwischen auch einen antidepressiven Effekt belegt. Da viele Menschen aufgrund ihrer chronischen Schmerzen auch unter depressiven Verstimmungen leiden, ergibt sich hier eine geeignete Kombination. Neuere Studien verweisen zudem auf eine günstige Wirkung von Kurkuma oder dem Hauptinhaltsstoff Curcumin bei

Darmentzündungen und Verdauungsproblemen, eine mögliche präventive Wirkung auf Demenz sowie eine günstige Wirkung auf die Blutzuckerregulation bei beginnendem Diabetes Typ 2.

Kurkuma und Weihrauch

Eine interessante Kombination stellt auch Kurkuma mit Weihrauch dar. Auch der Weihrauch wird schon seit Langem im asiatischen Raum, und insbesondere in der Ayurveda-Medizin, bei arthrosebedingten Schmerzen und Entzündungen sowie in der Rheumabehandlung eingesetzt. Beim Weihrauch fehlen allerdings noch – im Gegensatz zu Kurkuma – aussagekräftige Studien, die die gute Erfahrung stützen. Weihrauch ist das Baumharz aus dem Salaibaum *(Boswellia)*. Derzeit werden Weihrauchextrakte von einzelnen Apotheken angeboten, es gibt keine als Arzneimittel zugelassenen Fertigpräparate. Zudem gibt es wenige Nahrungsergänzungspräparate, in denen Weihrauch in niedriger Dosierung mit Kurkuma oder anderen Mikronährstoffen kombiniert wird. Am besten sollte man sich immer bei einem fachkundigen Arzt oder Apotheker beraten lassen, wenn man an dieser Therapie interessiert ist. Wir empfehlen oft die Kombination aus Kurkuma und Weihrauch in Tablettenform als ergänzende Therapie bei rheumatoider Arthritis, während wir die ausschließliche Therapie mit Kurkuma bei Arthrosen einsetzen.

Interessant ist, dass auch der Weihrauch, ebenso wie Kurkuma, eine Wirkung bei Darmentzündungen entfaltet. Menschen, die also sowohl unter Darmentzündungen als auch Gelenkentzündungen leiden, haben hier eine Doppelwirkung.

Hagebuttenextrakt

Neben Kurkuma setzten wir bei Arthrose auch Extrakte der Hagebutte, der Früchte der Rose, ein. Sie sind sehr reich an Vitamin C und an antioxidativem Potenzial. Und auch in der Volksmedizin wurde Hagebuttenextrakt zur Behandlung von Entzündungen traditionell eingesetzt. Wissenschaftlich untersucht wurde die Wirkung von Hagebuttenextrakt gegen Arthrose vor allem in

Dänemark. Drei Studien einer dänischen Forschergruppe belegten einen spürbar schmerzlindernden Effekt bei der Einnahme von Hagebuttenextrakt gegen Beschwerden der Kniearthrose. In unserer Erfahrung ist ein Therapieversuch mit Hagebuttenextrakt sinnvoll, wenngleich die Wirkung auch nicht sehr stark, sondern eher ergänzend ist. Wichtig ist, dass die verwendeten und angebotenen Extrakte Kaltextrakte aus Hagebutte sind. Nur bei Kaltextraktion bewahren die Inhaltsstoffe der Hagebutte ihre Wirksamkeit. Insofern ist das Trinken von Hagebuttentee möglicherweise schmackhaft, aber medizinisch nicht wirksam. In meiner süddeutschen Heimat gibt es das Hagemus. Dieses frische Hagebuttenmus ist ein Vitamin-C-Superlieferant und hat auch entzündungshemmende Wirkung. Allerdings ist es hier wie auch bei anderen Arzneipflanzen: Wenn man eine dauerhafte, stabile Wirkung haben möchte, ist dies am einfachsten durch Extrakte in Form von Tabletten oder Kapseln aus der Apotheke zu erzielen.

Teufelskralle, Brennnessel, Krallendorn

Es gibt eine Reihe von weiteren Arzneipflanzen, die auch als Tabletten oder Kapseln dargereicht werden und denen eine Wirkung gegen Arthrose und Rheuma zugesprochen wird. Dies sind: die Teufelskralle, die Brennnessel und der Krallendorn. Für alle drei Arzneipflanzen gibt es nicht nur eine Anwendung in der Erfahrungsmedizin, sondern auch kleinere wissenschaftliche Studien zu ihrer Wirksamkeit. Nach meiner Erfahrung und der meines Teams ist allerdings die Wirkkraft bei Arthrosen und Rheuma im Alltag sehr gering, sodass wir diese nur in Ausnahmen empfehlen.

Die Behandlung mit Salben und Wickeln

Neben der innerlichen Arzneipflanzentherapie können Gelenkschmerzen und Schwellungen auch äußerlich behandelt werden. Hier stehen Wickel mit pflanzlichen Auszügen wie Arnika, Beinwell,

Rosmarin, Ingwer, Kohl, Meerrettich und Bockshornklee im Vordergrund, aber auch der Quarkwickel ist eine bewährte Anwendung.

Kohlwickel

Mein Favorit ist der Kohlwickel. Kohlsorten wie Weißkohl oder Wirsingkohl enthalten viele Senföle, Glukosinolate, die nachgewiesenermaßen entzündungshemmend sind.

Damit bei einer Kohlauflage diese wirksamen Senföle auch aus dem Blatt heraustreten, werden zwei bis drei Kohlblätter mit dem Nudelholz gewalkt und diese dann um das entzündete oder schmerzhafte Gelenk gelegt. Die Kohlwickel müssen mindestens zwei bis drei Stunden aufgelegt werden. Praktisch ist auch die Anlage vor dem Schlafengehen mit einer Mullbinde darüber.

Meine Kollegen der naturheilkundlichen Kliniken Essen-Mitte haben auch eine wissenschaftliche Studie zur Wirksamkeit der Kohlwickel mit guten Ergebnissen durchgeführt. Bei regelmäßiger, täglicher Anlage der Kohlwickel kam es über mehrere Wochen zu einer immer deutlicheren Beschwerde- und Schmerzlinderung bei Kniearthrose.

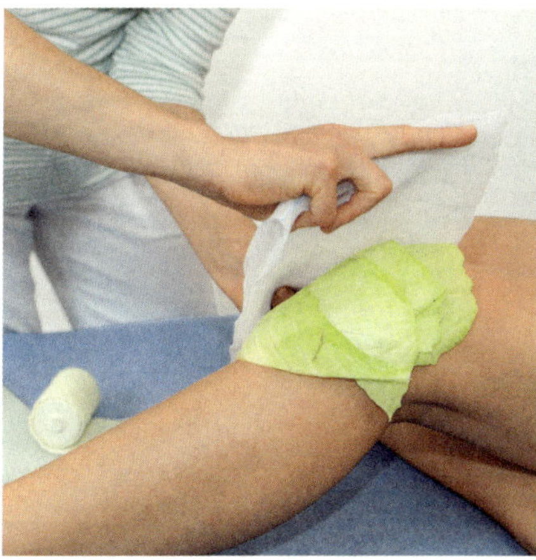

Besonders bei Kniearthrose wirkt ein Kohlwickel beschwerde- und schmerzlindernd. Die Kohlblätter vorher mit einer Flasche oder einem Nudelholz walken, auf das schmerzhafte Gelenk legen und leicht umwickeln; mindestens zwei bis drei Stunden aufgelegt lassen oder über Nacht.

Bei einer Arthrose in den Fingergelenken benötigen Sie für eine spezielle Form eines »Wickels« beziehungsweise den »Kohlsmoothie« wasserdichte Haushaltshandschuhe oder medizinische Handschuhe. Bereiten Sie einen kleinen Smoothie aus Weiß- oder Wirsingkohl zu, geben Sie diesen dann in die Handschuhe. Bis zu zwei Stunden sollten Sie diese Handschuhe tragen. Für die Kohlwickel spricht eindeutig, neben der Wirksamkeit, die Einfachheit der Anwendung und der günstige Preis. Lediglich die Duftkomponente dürfte manchen stören.

Bockshornkleewickel

Eine Alternative sind Bockshornkleewickel, diese werden mit Bockshornkleesamen angewendet und sind meist auch gut schmerzlindernd und entzündungshemmend. Bockshornkleepulver kann man in der Apotheke kaufen.

Etwas warmes Wasser mit vier Esslöffeln Bockshornklee zu einem nicht zu festen Brei verrühren, ein dünnes Baumwolltuch mit dem

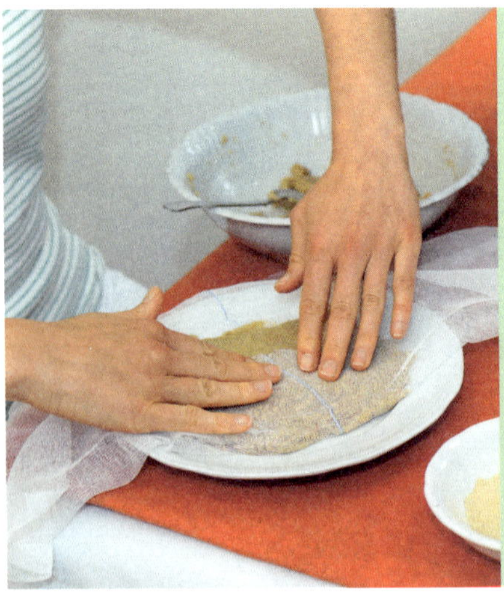

Bockshornkleewickel: Bockshornkleepulver ist in der Apotheke erhältlich. Vier Esslöffel mit etwas warmem Wasser zu einem festen Brei verrühren, in einem Tuch oder Gaze glattdrücken und zu einer Auflage formen.

Brei bestreichen und um das schmerzhafte Gelenk legen, ein weiteres Baumwolltuch darauf legen und damit abdecken. Durch Aufbringen einer Wärmflasche kann man die Wirkung noch verstärken.

Ingwerwickel

In der chinesischen und der indischen Medizin werden auch Ingwerwickel angewandt. Ingwer als bekanntes und scharfes Gewürz ist in der asiatischen Küche weit verbreitet. Viele kennen auch das Trinken von Ingwertee als ein wirksames Mittel gegen Halsschmerzen oder gegen virale Atemwegsinfekte. Ingwerpulver, aufgestrichen oder in Ingwerwasser getränktes Leinen, kann man auch als Wickel einsetzen. Diese haben, wie üblich bei Ingwer, auch eine leicht wärmende Wirkung. Insofern eignen sich Ingwerwickel wie auch die Bockshornkleewickel nicht für heiße, entzündete oder geschwollene Gelenke, sondern eher für arthrotische Gelenke, die nicht überwärmt sind. Ist ein Gelenk heiß oder überwärmt, so setzt die Naturheilkunde schon in langer Tradition Quarkwickel ein.

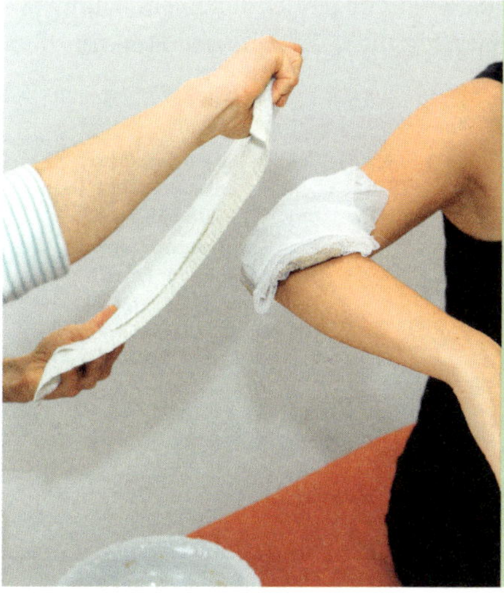

Bockshornklee- und auch Ingwerwickel sollten nicht auf heiße, entzündete oder geschwollene Gelenke aufgelegt werden, sondern sind für arthrotische Gelenke, die nicht überwärmt sind, geeignet. Die Heilpflanzenauflage mit einer Mullbinde leicht umwickeln und einige Stunden einwirken lassen.

Bienenwärme

Ein in meiner Erfahrung sehr gutes Therapiemittel bei Gelenk- und Muskelschmerzen, Verspannungen und Einsteifungen sind Auflagen mit Bienenwachs. Das Bienenwachs kann man in feinen Zuschnitten kaufen und dann einfach im Ofen oder mit dem Föhn erwärmen und auf den betroffenen, schmerzhaften Bereich aufbringen.

Quarkwickel

Die natürlich kühlende Wirkung der Quarkwickel geht nach meiner Erfahrung oftmals weit über den reinen Kühlungseffekt hinaus. Für viele meiner Patienten mit Arthrose sind Quarkwickel ein festes Ritual der Selbsthilfe. Macht ein Gelenk Ärger, ist es mal wieder geschwollen und schmerzt, dann wird ein Quarkwickel angelegt – und gleich danach sind die Beschwerden deutlich besser. Woher diese gute Wirkung des Quarks genau kommt, ist nicht bekannt. Nun ist Quark auch natürlich keine Heilpflanze, er ergänzt jedoch das Repertoire von wirksamen Naturheilmitteln in der Behandlung von Gelenkschmerzen.

Abgetropfter Speisequark wird fingerdick auf einem Baumwoll- oder Leinentuch (z.B. Geschirrtuch) verteilt und dann mit dem

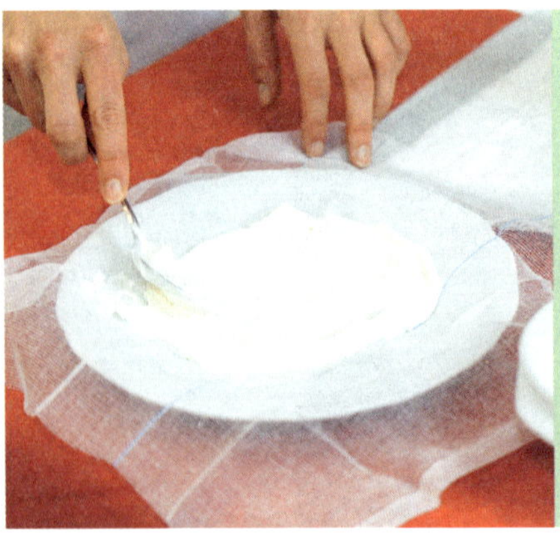

Ist ein Gelenk heiß oder überwärmt, setzt die Naturheilkunde in langer Tradition kühlende Quarkwickel ein. Den vorgekühlten Quark in ein Tuch oder Gaze verstreichen und zu einer Auflage formen.

Aufstrich nach außen auf das Gelenk aufgelegt. Ein zweites, trockenes Tuch bedeckt die Auflage. Nach mindestens 30 Minuten – wenn der Quark durchwärmt ist und zu trocknen beginnt – wird er entfernt.

Heilerde-Umschläge

Ein weiterer Naturstoff, den ich manchmal empfehle, ist die Heilerde. Als Tablette oder Trinklösung wird sie häufig mit gutem Erfolg bei Sodbrennen und Gastritis eingesetzt. Aber auch äußerlich kann sie Gutes vollbringen. Bei Akne beruhigt sie die Haut, wie wir in einer eigenen wissenschaftlichen Studie nachweisen konnten. Und bei Arthrosen und Gelenkschwellungen kann ein Heilerde-Umschlag einen Versuch wert sein.

Tinkturen, Salben, Tees und Öle

Darüber hinaus gibt es weitere, sehr bewährte Arzneipflanzen, die als Wickel und Umschläge äußerlich angewandt werden können. Am bekanntesten ist die Arnika. Es gibt zahlreiche Salben und Cremes mit Arnika in Apotheken und Drogerien zu kaufen. Arnika hilft sowohl bei Verletzungen wie Prellungen, Zerrungen, aber eben

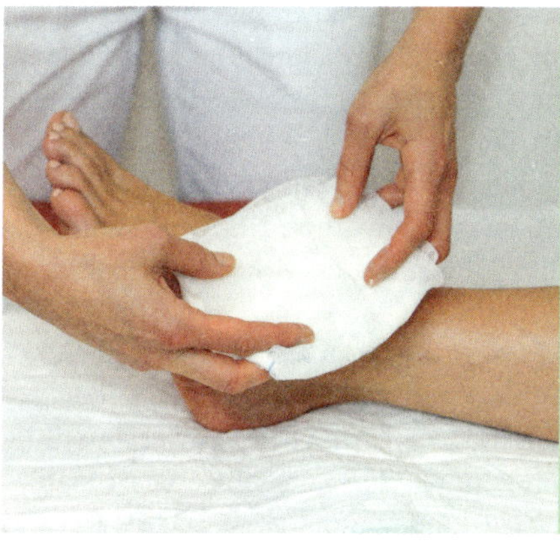

Die aus einem Tuch oder Gaze geformte Heilkräuter-, Heilerde- oder Quarkpackung auf das schmerzhafte Gelenk auflegen, leicht mit Mull umwickeln und einwirken lassen.

auch manchmal bei Arthroseschüben. Häufig verbreitet sind auch Salben mit Beinwell. Auch hier gibt es zahlreiche Fertigarzneien in Form von Salben und Tinkturen in den Apotheken.

Auch ätherische Öle können bei äußerlicher Einreibung manchmal Schmerzen gut lindern. Zu empfehlen sind Öle aus Fichtennadeln, Eukalyptus, Minze oder Lavendel. Ein bewährtes Fertigpräparat ist das Aconitöl. Wir setzen es mit gutem Erfolg seit vielen Jahren in der Behandlung ein.

Eine weitere traditionelle Heilpflanze bei Gelenkentzündungen und Schmerzen ist Rosmarin. Rosmarin ist fast schon ein Alleskönner. Er veredelt Bratkartoffeln und Gnocchi, ich empfehle ihn gerne als Tee während des Heilfastens, da er kreislaufanregend und vitalisierend wirkt. In der Naturheilkunde wird das ätherische Öl aus Rosmarin aber auch bei schmerzenden Gelenken eingesetzt. In Apotheken und Bioläden sind entsprechende Zubereitungen aus ätherischen Rosmarinölen erhältlich. Bitte beachten Sie aber, dass sie verdünnt werden müssen, sonst können sie die Haut reizen.

Rosmarin ist auch Hauptinhaltsstoff der traditionellen **Retterspitz-Zubereitung**: der kühlenden Retterspitzwickel. Retterspitz enthält eine Arzneipflanzenkombination aus Rosmarin, Thymian und Arnika und Bergamottöl. Auch Thymian ist entzündungshemmend. Sein Hauptanwendungsgebiet ist allerdings die Behandlung von viralen Atemwegsinfekten und Bronchitis. Der Name Retterspitz geht auf Margarete Retterspitz zurück, die diese Pflanzenmischung Anfang des 20. Jahrhunderts als Patent anmeldete. Ursprünglich sollte es als Schönheitsmittel dienen. Später wurde die entzündungshemmende Wirkung erkannt. Übrigens kann man Retterspitz auch innerlich anwenden, es wirkt bei Gastritis und Verdauungsproblemen oft hilfreich.

Ein weiteres Mischpräparat, das auch schon vom Namen her eine volkstümliche Anmutung hat, ist die sogenannte Pferdesalbe. Der Name kommt daher, da sie ursprünglich entwickelt wurde, um die Regeneration von Rennpferden zu beschleunigen. Pferdesalbe enthält meist Arnika, Rosmarin und Kampfer. Hier sind also entzündungshemmende Wirkungen von Arnika und Rosmarin mit den kühlenden und leicht lokal betäubenden Wirkungen von Kampfer in Kombination gebracht.

Ein Gewürz, oder besser ein Gemüse, mit ebenfalls erstaunlicher Heilwirkung ist der Meerrettich. Er enthält die schon beim Kohlwickel erwähnten Senföle in hoher Konzentration. Aus wissenschaftlichen Studien weiß man um die antibakterielle Wirkung des Meerrettichs. Daher kann man Meerrettich in Form von Kren oder als Tablette auch als Heilmittel bei Bronchitis, Halsentzündungen oder Blasenentzündungen anwenden. Als Wickel ist Meerrettich auch für arthrotische Gelenke gut. Da er aber stark erwärmt, sollte er nicht auf überwärmte, geschwollene Gelenke aufgebracht werden, und der Wickel sollte nur so lange belassen werden, wie es sich angenehm warm anfühlt – bei Brennen umgehend den Wickel abnehmen, damit es nicht zu Hautreizungen kommt.

Übrigens kann man auch Johanniskraut bei Arthrose und Rheumaschmerzen einsetzen. Johanniskraut wird in Tablettenform seit Langem mit wissenschaftlich belegtem Erfolg in der Behandlung von Depressionen verwendet. In der Volksmedizin war aber auch immer bekannt, dass man mit äußerlichen Einreibungen mit Johanniskraut Gelenkschmerzen lindern kann. Das Johanniskrautöl wird aus den Blüten des Johanniskrauts hergestellt und wird wegen seiner leuchtend roten Farbe auch manchmal als Rotöl bezeichnet.

Bäder mit Arzneipflanzen

Schließlich ist nicht zu vergessen, dass Arzneipflanzen auch als Badezusatz genutzt werden können. Wichtig ist dabei die eigene Erfahrung und Intuition, ob den schmerzenden oder entzündeten Gelenken eher Kälte oder Wärme bekommt. Alle meine Patienten, die ich danach frage, können dies aber, ohne lange nachzudenken, einschätzen. Schon rein intuitiv beginnen bei Arthroseschmerzen oder rheumatisch geschwollenen Gelenken die einen, mit Eispackungen oder kalten Tüchern zu kühlen, während andere zur Wärmflasche greifen.

Wenn Wärme hilfreich ist, dann kann die Wirkung eines heißen oder warmen Bades mit einem Heilpflanzenzusatz noch gut verstärkt werden. In Apotheken und Drogerien sind Zusätze mit Arnika, Rosmarin oder auch Heublume erhältlich. Oftmals gut wirksam bei Arthrose sind auch Moorbäder, diese sind allerdings nur in entsprechenden Kureinrichtungen durchführbar. Weitere entzündungshemmende Bäder sind Schwefelbäder und Solebäder mit Meerwasser, die in Kurorten eine lange Tradition haben. Überhaupt sind Bäder mit Sole ein wertvolles Heilmittel. Oftmals verbessern sich Hautleiden wie Schuppenflechte (Psoriasis) oder Neurodermitis durch Serien von Solebädern. Eine einfache Methode für zu Hause ist ein Fußbad mit Zugabe von zwei Esslöffeln Meersalz. Am besten körperwarm für 30 bis 60 Minuten (siehe auch Thermotherapie Seite 102 ff.).

Soll ein Gelenk gekühlt werden, sind Kneipp-Güsse (Seite 105 f.) und -Bäder, Quarkauflagen und Coolpacks nützlich.

Nahrungsergänzungsmittel mit Glukosamin und Chondroitin

Neben der Hyaluronsäure, die in das Gelenk gespritzt werden kann (siehe Seite 55 f.), gibt es auch zwei ähnliche knorpelaufbauende Substanzen, die man als Tablette einnehmen kann: Glukosamin und Chondroitin. Die knorpelaufbauende Wirkung ist allerdings sehr schwach und seit Langem gibt es einen Streit unter Experten, ob man solche Präparate nun empfehlen sollte oder nicht. Denn zur Wirksamkeit der unzähligen Präparate auf dem Markt (z.B. Glukosaminsulfat, Chondroitinsulfat) existieren nämlich keine robusten Studiendaten. Die Wirkung tritt wenn, dann verzögert nach mehreren Monaten ein.

Zu beachten ist, dass Glukosamin und Chondroitin mit weiteren Bestandteilen wie Sulfat, aber auch mit Citrat angeboten werden. Sie sollten nur die Sulfate anwenden, da diese in Studien eher eine Wirkung zeigten. Schließlich sind viele im Internet oder in Drogeriemärkten vertriebene Präparate unterdosiert. Die Dosis sollte mindestens 1500 mg für Glukosaminsulfat und 1200 mg für Chondrotinsulfat pro Tag betragen. Ob die Kombination beider eher Vorteile oder Nachteile bringt, ist allerdings auch unter Wissenschaftlern umstritten. Daher sind solche Präparate nicht meine erste Empfehlung. Im Zweifelsfall gilt aber auch hier: »Wer heilt, hat recht«, oder wie mich mein eigener naturheilkundlicher Lehrer, Professor Malte Bühring, gelehrt hat: »Wer heilt, tut recht.« Denn im Praxis- und Klinikalltag ist nicht immer klar, ob man mit den jeweiligen Theorien über die pharmakologischen Wirkeffekte recht hat oder ob einfach gerade der Placeboeffekt wirkt. Einen Versuch kann es im Ausnahmefall also wert sein, solche Nahrungsergänzungen für den Knorpel einmal auszuprobieren. Aber auch hier empfehle ich zu überprüfen, ob es das Geld wert ist, indem man diese nach mehreren Monaten der Einnahme auch wieder weglässt und in den Wochen danach für sich überprüft, ob die Beschwerden daraufhin wieder stärker werden.

MSM, der Schwefelspender

Methylsulfonylmethan, abgekürzt MSM, ist eine weiße, geruchlose, etwas bitter schmeckende Substanz, die zu einem Drittel Schwefel enthält. Durch Laborforschung ist bekannt, dass MSM und Schwefel eine leicht entzündungshemmende Wirkung haben, und die Tradition der Schwefelbäder bei Gelenkentzündungen habe ich bereits erwähnt. Nicht selten berichten mir Patienten meiner Sprechstunde und auf den Stationen von der Einnahme von MSM, um sich bei Arthrosebeschwerden selbst zu helfen. Anfänglich war ich überwiegend skeptisch gegenüber dieser Nahrungsergänzung. MSM wurde als eine Art »Wundermittel« im Internet beworben, aber die wissenschaftliche Datenlage fehlte oder war zumindest sehr dünn. Einige Patienten berichten allerdings von guten Erfahrungen. Und inzwischen gibt es auch wenige kleinere Studien, die zumindest einen gewissen Effekt von MSM objektiv erhärten. MSM möchte ich weiterhin nicht grundsätzlich empfehlen, aber wenn alles andere nicht hilft, kann ein Versuch unternommen werden.

Thermotherapie und Balneotherapie

Die Behandlung mit Wärme und Kälte hat eine lange Tradition in der Naturheilkunde. Pfarrer Kneipp hat sich mit kalten Bädern in der Donau geheilt, Eisbäder stimulieren die körpereigene Abwehr und lindern so Schmerzen. Aber auch die Wärme wird therapeutisch genutzt. Warme Thermal- und Schwefelquellen, Moorbäder und Saunabäder bis hin zur modernen Hyperthermie nach Ardenne sind etablierte Therapieverfahren der Naturheilkunde. Meist wird die Wärme zur Schmerzlinderung und Muskelentspannung bei chronischen Schmerzen eingesetzt.

Eine einfache Form der Behandlung mit Wärme sind warme Wickel und Auflagen. Diese können durch Verwendung von Pflanzenextrakten und Zusätzen in ihrer Wirkung noch verstärkt werden. Oben habe ich bei den Heilpflanzen (Seite 92 ff.) zwei meiner Favoriten, den Kohlwickel und den Bockshornkleewickel, beschrieben. Weitere bekannte traditionelle Verfahren sind Fango und Moorauflagen. Solche Auflagen sind auch in Apotheken oder Sanitätshäusern bestellbar, allerdings sind die Wirkungen deutlich besser, wenn man eine solche Auflage mit frischem Moor oder Fango an einem darauf spezialisierten Kurort durchführt.

Wärmebehandlung für die Eigenanwendung

Für den Einsatz zu Hause eignen sich Heusäcke. Diese bestehen aus getrockneten Heublumen und enthalten wunderbare ätherische Öle. Man kann sie online oder in der Apotheke bestellen. Den Heusack erwärmt und durchfeuchtet man in einem Sieb über dem Kochtopf. Dann wird er auf den schmerzenden Bereich aufgelegt und eine Decke drüber geschlagen. Der Heusack kann bis zu einer Stunde verbleiben, dann wird er abgenommen und getrocknet. Man kann ihn drei- bis viermal wiederverwenden, nicht öfter, sonst könnte sich Schimmel bilden. Natürlich ist ein Heusack bei einem bekannten Heuschnupfen nicht zu empfehlen.

Einfacher für zu Hause sind Wärmesäcke mit Getreide und weiteren zugegebenen Gewürzen, zum Beispiel ein Dinkelsäckchen mit getrocknetem Ingwer, oder auch Bienenwachsauflagen. Bienenwachsauflagen kann man praktischerweise in passgenaue Stücke schneiden. Dann werden sie mit einem Föhn oder im Backofen erwärmt und mit einer Papierschicht auf den schmerzenden Bereich gelegt.

Paraffinbäder werden vor allem bei Fingergelenkarthrosen eingesetzt, auch in unserer Klinik. Blöcke mit Paraffin, einem Wachs, werden dazu erwärmt und geschmolzen. Dann werden die Finger darin eingetaucht, die wärmende Schicht ummantelt dann die schmerzenden Finger sehr angenehm und intensiv.

Vollbäder

Vollbäder sind vor allem bei schon lange bestehenden, aber nicht akut entzündlichen Gelenkbeschwerden oftmals lindernd. Zum einen durch die Wärme, zum anderen durch die Badezusätze. Besonders gerne empfehle ich Badeöle mit Arnika, Rosmarin oder Fichtennadel. Auch Schwefel- und Solebäder sind gut für die Gelenke, aber im Hausgebrauch nicht ganz einfach. Bei Solebädern wird die Keramikinnenschicht der Badewanne schnell stumpf, und noch weniger für zu Hause zu empfehlen sind Moorbäder, da das Moor den Abfluss verstopfen kann.

Thermalbäder

Viele Menschen zieht es in die Thermen und Thermalbäder – völlig zu Recht. Der Aufenthalt in warmem Wasser entspannt uns, und wenn es sich um eine medizinische Heilquelle handelt, profitiert der Körper von weiteren nützlichen Wirkungen wie den entzündungshemmenden und schmerzlindernden Effekten. Dies gilt inzwischen, mehr und mehr Studien belegen dies, vor allem bei Arthrose, aber auch bei Rheuma oder dem Fibromyalgie-Syndrom. Aber natürlich können wir die Thermalquelle nicht mit nach Hause nehmen. Ich empfehle daher, die Urlaubszeit für einen Aufenthalt an einem Kurort mit Thermalquelle zu nutzen.

Radonstollen

Eine Besonderheit ist der Aufenthalt in Höhlen mit hoher Konzentration des leicht radioaktiven Edelgases Radon. Am bekanntesten sind die Radonstollen in Bad Kreuznach in Rheinland-Pfalz, in Bad Gastein in Österreich und die Radonquellen in Bad Brambach in Sachsen. Die minimal radioaktive Reizung durch Radon wirkt in definierten Heilstollen und Heilbädern antirheumatisch und erhöht nicht das Krebsrisiko! In zwei oder drei Wochen Kuraufenthalt wird acht- bis zehnmal in den Stollen »eingefahren«. Dort herrschen eine Temperatur von 38 bis 40 Grad Celsius und eine hohe Luftfeuchtigkeit. Der beschwerdelindernde Effekt bei Arthrose und Rheuma ist in Studien belegt.

Sauna

Sauna ist die weltweit bekannteste Form der systemischen Wärmetherapie. Sie entspannt und ist gut für Herz und Atemwege. Viele meiner Patienten berichten über gute Wirkungen der Sauna auf schmerzende Muskeln, Gewebe und Gelenke. Aber die Wirkung hält bei Arthrose meist nicht lange an.

Eine intensivere Form der Überwärmungstherapie ist die systemische Hyperthermie nach Ardenne. Hier liegt man auf einem Netz, wie etwa bei einer Hängematte, darunter befinden sich mehrere Rotlichtstrahler. Diese sind aber im Gegensatz zum herkömmlichen Rotlicht mit Wasserfilterung versehen. Dadurch erhitzt sich die Hautoberfläche weniger und das Maximum der Wärmeerzeugung entsteht tiefer im Körper, also im Gewebe und den Gelenken.

Die Hyperthermie ist vor allem für das Weichteilrheuma, die Fibromyalgie, und die Bechterew-Erkrankung wirksam. Manchmal kann aber auch ein Versuch bei Arthrose hilfreich sein, vor allem, wenn viele Gelenke betroffen sind und Wärme generell als wohltuend empfunden wird. Allerdings bezahlen die Krankenkassen in der Regel nicht die Kosten dafür und es gibt auch nur wenige Praxen und Kliniken, die Hyperthermie anbieten.

Kältebehandlung für die Eigenanwendung

Kühlung ist für ein entzündetes, schmerzendes und überwärmtes Gelenk eine einfache Maßnahme, um akut Beschwerden zu lindern. Kälte führt zu Abschwellung und reduziert die Aktivität von Schmerzrezeptoren. Am einfachsten sind gelgefüllte Kühlkompressen (Coolpacks), die ins Eisfach gelegt werden. Diese sollte man aber nicht direkt auf die Haut legen, sondern mit einem Baumwolltuch umwickeln.

Kneipp

Eine einfache, selbst durchführbare und dennoch gut wirksame Therapie sind die kalten Kneipp-Anwendungen. In der Dusche zu Hause oder in der Badewanne können Kneipp-Güsse einfach durchgeführt werden. Auch ich lasse es mir nicht entgehen, jeden Morgen nach dem Duschen ausführliche Kneipp-Güsse zu machen: Sie beleben, stärken das Immunsystem und sind gut für Herz und Blutdruck. Aber auch bei schmerzhaften Gelenken lässt sich hierdurch oft eine Beschwerdelinderung erzielen.

Sie müssen die Güsse allerdings mindestens einmal täglich durchführen und benötigen einen Duschkopf, der sich zu einem sanften, dickeren, gebündelten Wasserstrahl umstellen lässt, sodass das Wasser die Haut wie einen Mantel umgibt – oder wie aus einer Gießkanne (wie es Pfarrer Kneipp gern gemacht hat). Der Körper sollte vor einem Guss sozusagen bereits »vorgewärmt« sein, zum Beispiel sollten die Füße vor einem Guss der Beine bereits warm sein.

Als Beispiel sei hier die Abfolge beim Knieguss beschrieben: Beim Knieguss beginnt man am rechten Fußrücken. Der Wasserstrahl wird etwa dreimal von der Ferse bis zu den Zehen hin und her geführt, dann an der Außenseite des Unterschenkels entlang bis über das Knie, sodass der Wassermantel gleichmäßig die Rückseite des Unterschenkels umschließt. Hier verweilt man dann so lange, bis sich ein leicht kribbelndes kaltes Gefühl auf der Haut einstellt, was meist nach 20 bis 30 Sekunden auftritt. Dann führt man den Guss entlang der Innenseite des Unterschenkels wieder bis zur Ferse zurück. Der Guss am linken Bein erfolgt in der gleichen Weise.

Auch kalte Wickel können bei entzündeten Gelenken helfen. Einfach ein Baumwolltuch in kaltes Wasser eintauchen und auswringen und am Gelenk anbringen. Dann immer wieder wechseln, sobald sich das Tuch aufgewärmt hat. Auch Quarkwickel (Seite 96) und Retterspitzwickel (Seite 98) werden zu den kühlenden Wickeln gezählt.

Kältekammer

Die Kältekammer ist sozusagen technisch weiterentwickelte Naturheilkunde. Die Kälte ist dabei extrem: minus 100 bis minus 150 Grad Celsius, also eine Kälte, die so in der Natur nicht vorkommt. Aber durch die extreme Kälte werden die Reaktionen der Kneipp-Therapie oder eines herkömmlichen kurzen kalten Bades wie bei einem Turbo verstärkt.

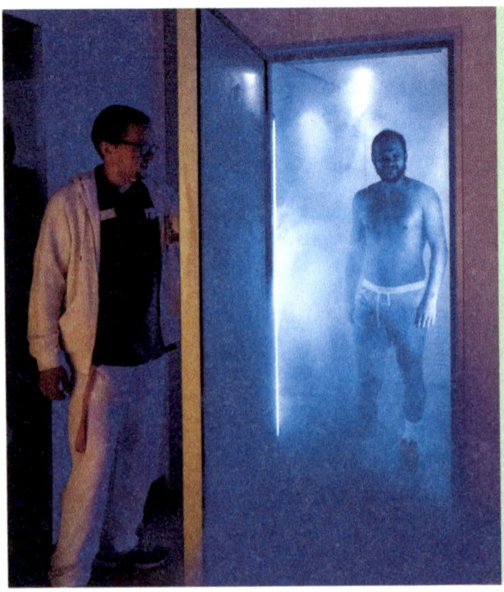

In den Vorkammern der Kältekammer bereiten sich die Patienten nach und nach auf die extreme Kälte der letzten Kammer vor, in der eine Temperatur von minus 100 bis minus 150 Grad Celsius herrscht. Nach maximal drei Minuten ist es geschafft – und die Effekte sind beeindruckend: Die extreme Kälte wirkt hervorragend schmerzlindernd und entzündungshemmend.

Zu Beginn jeder Kältetherapie, auch beim kalten Kneipp-Guss, muss zunächst ein stabiles Wärmegefühl vorhanden sein – zum Beispiel sollen die Füße warm sein, bevor die Beine kalte Güsse erhalten. Darauf achten wir am Immanuel Krankenhaus Berlin ebenso bei der Kältekammer. Die Patienten werden dann zuerst in eine »wärmere« Kammer (minus 30 Grad Celsius) geschickt, um den Körper an das Temperaturmaximum (bzw. das -minimum) zu gewöhnen. Dabei tragen sie – neben Badebekleidung – Mützen, Handschuhe und warme Socken. Zum Schluss stehen sie für maximal drei Minuten in dieser unfassbaren Kälte.

Die Effekte sind beeindruckend. Schmerzen verschwinden, Entzündungen werden für Stunden oder sogar Tage gedämpft. Und auch immer mehr wissenschaftliche Belege kommen. Für die rheumatoide Arthritis zeigt eine neue Studie der Rheumatologen der Universität Gießen, dass die Therapie mit Kältekammer wirkungsvoll Schmerzen und Krankheitsaktivität reduziert. Für mich ist bei der Kältekammer besonders auffällig: Die Stimmung verbessert sich nach einem solchen überstandenen Kälteabenteuer merklich. Noch ist im Detail nicht alles zur Kältekammer erforscht, klar ist aber, die Behandlung lindert Schmerzen an Muskeln und Knochen, der Kältereiz blockt die Schmerzsensoren und wirkt antientzündlich.

Mittlerweile gibt es in größeren Städten auch private Anbieter von Kältekammern. Auch diese sind einen Versuch wert, wenn sich sonst keine Möglichkeit für eine Kryotherapie (Kältetherapie) ergibt.

Blutegel

Die Blutegeltherapie ist eine der ältesten Therapien in der Geschichte der Medizin und eine Geheimwaffe der Naturheilkunde bei Arthrose. Die Erwähnung der Anwendung von Blutegeln findet sich in den Sanskritschriften des Ayurveda, in den Keilschriften der Babylonier, die Ägypter der Pharaonenzeit kannten die heilende

Wirkung der Egel und die Ärzte der antiken griechischen und römischen Medizin wussten von der Heilwirkung der Blutegel und sie setzten sie gezielt bei chronischen Schmerzen und Gelenkentzündungen ein. Wir haben in eigenen Studien die Wirksamkeit erforscht und ich kann hier sehr deutlich sagen und vorwegnehmen, dass die Blutegeltherapie bei Kniegelenkarthrose die Effektivität aller bisher bekannten konservativen schmerzlindernden Therapien bei Weitem übersteigt.

Wie wirkungsvoll die Blutegeltherapie bei Arthrosen ist, zeigte sich in mehreren von mir und meinem Team durchgeführten Studien bei einmaliger Therapie mit drei bis sechs Blutegeln vor allem bei Knie- und Daumengelenkarthrose, aber auch bei Rückenschmerzen und Tennisellenbogen. Bei meinen Patienten wende ich sie mit gutem Erfolg auch bei Schulterarthrose und Sprunggelenkarthrose an. Die Therapie mit Blutegeln kann auch wiederholt werden – im Abstand von vier bis sechs Wochen oder nach Abklingen des Wirkeffekts – und stellt ein langfristiges Konzept der Arthrosebehandlung dar.

Bevor eine Blutegeltherapie geplant wird, ist ärztlicherseits zu klären, ob medizinische Gründe, also Kontraindikationen, gegen die Therapie vorliegen. Solche Kontraindikationen sind zum Beispiel das Vorliegen einer sogenannten Bluterkrankheit oder die zwingende Einnahme von blutgerinnungshemmenden Medikamenten, wie zum Beispiel nach Schlaganfall oder bei vererbten Blutgerinnungsstörungen. Weitere mögliche Kontraindikation sind bekannte schwere Wundheilungsstörungen oder das Vorliegen einer Allergie gegen Hirudin, den Hauptinhaltsstoff des Blutegelspeichels. Eine solche Allergie ist allerdings sehr selten. Schließlich muss noch geprüft werden, ob eine Blutarmut vorliegt, denn dann kann aufgrund des bei der Blutegeltherapie entstehenden Aderlasses diese Behandlung nicht vorgenommen werden. Hierzu wird ein kleines Blutbild gemacht.

Die Erfolge lassen sich sehen

Durchschnittlich stellt sich nach einer einmaligen Therapie mit vier bis sechs Blutegeln am Knie nach drei Tagen bei 80 Prozent aller Patienten eine Schmerzreduktion um mehr als die Hälfte ein, durchschnittlich um 60 Prozent. Bei über zwei Dritteln der Patienten hält diese Wirkung mehr als drei Monate an. Fast die Hälfte der Patienten (45 Prozent) benötigt noch nach zehn Monaten weniger Schmerzmittel als vor der Behandlung. Damit übersteigt die Wirkung der Blutegel – und das soll hier sehr deutlich gesagt sein – die Effektivität aller bisher bekannten konservativen schmerzlindernden Therapien der Kniegelenkarthrose bei Weitem. Häufig können Medikamente sogar abgesetzt und damit Nebenwirkungen reduziert werden.

Sprechen die Patienten auf drei Behandlungsversuche nicht an, ist ein Erfolg unwahrscheinlich. In der Praxis hat sich bei Arthrosepatienten eine zumindest zweimal pro Jahr durchgeführte Behandlung betroffener Gelenke bewährt. Weniger erfolgreich ist die Blutegeltherapie bei der Hüftgelenkarthrose. Auch bei der rheumatoiden Arthritis – wie überhaupt bei akuten Schwellungen und Rötungen – sollten Blutegel nur ausnahmsweise angewendet werden. Der Erfolg ist umso größer, je dichter man an das Gelenk herankommt. Beim tiefer liegenden Hüftgelenk geht dies nicht so gut. Und leider eignet sich die Therapie nicht für die häufige Polyarthrose der Hand: Die Finger haben zu wenig Bindegewebe oder Fett, als dass die Blutegel hier ordentlich beißen und saugen könnten (außer jemand hat sehr fleischige Finger). Unseren Patienten in der Klinik und in der Ambulanz empfehle ich aber eine Blutegeltherapie auch bei anderen Schmerzzuständen wie Rückenschmerzen oder Neuralgien – dann, wenn keine andere Behandlung ausreichend lindert.

Unsere Studien und ihre verblüffenden Ergebnisse

Unsere erste Studie im Jahr 2001 wurde mit insgesamt 16 Patienten, die unter einer Kniearthrose und erheblichen Beschwerden litten, durchgeführt. Zehn davon waren einverstanden, die Blutegeltherapie zu erhalten, die anderen sechs entschieden sich für die

Standardtherapie mit intensiver Krankengymnastik, Physiotherapie und manuellen Behandlungen sowie Massagen. Zu Beginn der Studie baten wir alle Beteiligten, ihre Schmerzen auf einer Skala von 1 bis 10 einzuschätzen und diese Bewertung täglich zu wiederholen, das letzte Mal vier Wochen nach Abschluss der Behandlung. Die Ergebnisse waren verblüffend, verblüffend eindeutig: Bei den zehn Egel-Patienten war die Wirkung der Therapie so ausgeprägt, dass ihre Beschwerden sich immens reduziert hatten, statt Grad 7 stuften sie sich auf Grad 1 ein. Die konventionelle Physiotherapie brachte ebenfalls Erleichterung, doch sehr viel schwächer.

Besonders gern erinnere ich mich an den ersten Patienten dieser Studie, einen über 80-jährigen Herrn, der durch sein Knieleiden sehr in seiner Mobilität eingeschränkt war. Er war etwas zweifelnd, was diese Therapie betraf, war aber letztlich bereit, alles auszuprobieren. Ich bat ihn, sich ein Jahr nach der Studie nochmals zu melden, und siehe da, er war immer noch weitgehend beschwerdefrei, ging auch weiterhin nicht mehr am Stock. Die schon ins Auge gefasste Operation mit einer Knietotalendoprothese – deren Erfolg unsicher ist – war kein Thema mehr.

Was genau passiert, wenn die Egel zubeißen

Der Egel hat einen spitzen Mund mit einem kleinen Saugnapf und Rezeptoren für Wärme, Berührung sowie zur chemischen Analyse. Trifft er auf einen Wirt mit einer Temperatur zwischen 35 und 40 Grad Celsius, der nach Glukose oder Schweiß schmeckt, und spürt er vielleicht noch das Pulsieren einer Ader, dann beißt er zu. Blutegel haben, wie wir heute wissen, ein Gebiss mit insgesamt 240 messerscharfen, winzigen Zähnen, die an drei Kieferplatten verankert sind. Haben die Blutegel dann zugebissen, bleibt durch die typische Anordnung der drei Kiefer eine mercedessternförmige Wunde, die einige Wochen braucht, um völlig abzuheilen.

Der Blutegelbiss tut kaum weh, denn der Egel entlässt bei seinem Biss zahlreiche lokal betäubende und auch schmerzstillende Substanzen in die Wunde – schließlich will der Egel von seinem Wirtstier oder -menschen nicht allzu schnell entdeckt werden. Manche schildern den Biss wie das Gefühl bei einem Mückenstich, bei anderen geht das schon eher in Richtung eines Wespenstichs.

Übrigens gibt sich der »Ekel vor dem Egel« bei den meisten Patienten sofort, wenn sie die Tierchen im direkten Kontakt erleben. Die Egel halten sich während ihrer Mahlzeit mit einem Saugnapf am entgegengesetzten Ende ihres Körpers fest und bilden einen u-förmigen pulsierenden Bogen, eine Art Erweiterung des menschlichen Körpers. Man sollte die Blutegel in Ruhe ihre Arbeit verrichten lassen, in der Regel fallen sie nach 30 bis 60 Minuten von allein ab, es folgt dann ein dicker Verband ohne Druck – und die Therapie ist beendet. Kühlende Maßnahmen, ein Coolpack oder ein Quarkwickel, lindern nach der Therapie eventuellen Juckreiz oder eine Rötung.

Egel sind sensible Tierchen, sie brauchen Ruhe und gedämpftes Licht, sonst geraten sie in Stress und beißen und saugen nicht – oder sie erbrechen, was zu Entzündungen führen kann. Auch bei

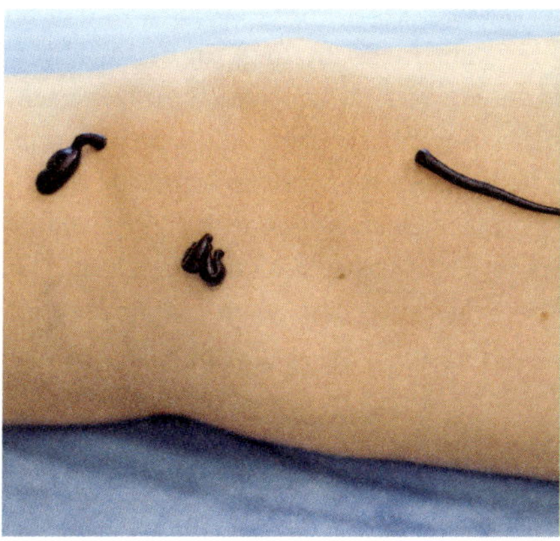

Besonders bei Kniearthrose gut geeignet und sehr wirksam: Wenn die kleinen Egel zubeißen und sich ansaugen, schicken sie betäubende und schmerzstillende Substanzen in die Haut – die Speichelsubstanzen der Egel aktivieren die Entzündungshemmung am betroffenen Gelenk.

bestimmten Wetterlagen wollen sie einfach nicht zubeißen. Zudem sind sie anspruchsvoll in der Haltung. Sie benötigen sauberes Wasser, und viele Blutegel-Therapeuten schwören darauf, dass es sogar besonders ausgewähltes Mineralwasser sein muss, um die beste Leistung der Blutegel zu erzielen.

Die Wirksamkeit der Egel liegt in ihrem Speichel

Nachdem wir bis 2008 weitere beeindruckende Studienresultate veröffentlicht hatten und auch nachfolgende wissenschaftliche Arbeiten anderer Mediziner die Wirksamkeit der Blutegeltherapie bei Arthrose bestätigten, kam natürlich die Frage auf, worauf die schmerz- und beschwerdelindernde Wirkung denn beruht. Klar ist, dass der Biss eines Blutegels nicht die Knorpelschädigung reparieren kann. Für einen Placeboeffekt ist die Wirkung jedoch viel zu gut und langanhaltend. Es musste also einen anderen Mechanismus geben. Vermutlich sind es die Substanzen im Blutegelspeichel, die hier segensreich wirken. Diese Speichelsubstanzen, inzwischen wurden mehr als 200 davon identifiziert, nutzen ähnliche molekulare Signalwege wie jene, die bei der Entzündungshemmung aktiviert werden.

Die bekannteste dieser Substanzen ist das Hirudin, ein Polypeptid (Eiweiß), das sehr effektiv die Blutgerinnung stoppt – und dabei zugleich den Zeitraum der Nahrungsaufnahme für den Egel verlängert. Wissenschaftler der Universität Lausanne konnten nachweisen, dass Hirudin nicht nur der stärkste weltweit bekannte Blutgerinnungshemmer ist, sondern im Laborexperiment Gelenkentzündungen deutlich reduziert. Doch gibt es noch weitere und so viele bioaktive Substanzen im Blutegelspeichel, dass manche hierbei auch von einer »Mini-Apotheke« sprechen. So enthält er etwa ein Enzym (Hyaluronidase), welches hilft, dass unterschiedliche pharmakologisch aktive Substanzen tiefer in das Gewebe eindringen können, zum Beispiel bis in die Gelenkkapsel eines äußerlich mit Blutegeln behandelten Kniegelenks. Schwellungen an den Gelenken verringern sich nach einer Egeltherapie wahrscheinlich deshalb, da die Lymphe aktiviert wird und ein kleiner, lokaler Aderlass stattfindet. Weiterhin lösen der Biss- und Saugvorgang Nervenreize aus, die die Schmerzwahrnehmung verändern und sozusagen im Gehirn »überschreiben« – ein schmerztherapeutisches Prinzip, wie es in Teilen die Akupunktur (siehe Seite 116 ff.) nutzt. Doch was ganz genau bei einer Blutegeltherapie passiert, verstehen wir noch immer nicht bis ins letzte Detail. So zum Beispiel, warum bestimmte Patienten, abhängig von der Dicke des Bindegewebes um das Gelenk herum, besser darauf ansprechen als andere. Wir wissen ebenso wenig, wieso der Effekt derart lange, in der Regel mehrere Monate nach einer Behandlung, anhält.

500 000 Blutegel werden bereits jährlich in Deutschland eingesetzt. Nur sehr selten kann es zu flächigeren Entzündungen in der Umgebung des Blutegelbisses kommen. Dann muss für einige Tage der behandelte Bereich gekühlt und ruhiggestellt werden. Die häufigsten Nebenwirkungen sind der schon erwähnte Juckreiz und Rötungen an der Bissstelle sowie verlängerte lokale Nachblutungen, auf die man sich aber einstellen kann. Kontraindikationen, also Gegenanzeigen, sind zum Beispiel Gerinnungsstörungen oder die Einnahme medikamentös verabreichter Gerinnungshemmer. Auch Patienten mit abgeschwächter Immunfunktion sollten keine Blutegelbehandlung erhalten.

Derzeit wird die Blutegeltherapie im ambulanten Bereich nicht regulär von den Krankenkassen bezahlt. Es gibt aber inzwischen einzelne Krankenkassen, die hier Erstattungen vornehmen oder sogar Verträge mit einzelnen Kliniken und Praxen haben. Es lohnt sich also nachzufragen. Sonst ist die Blutegeltherapie selbst zu bezahlen, hierbei entstehen in der Regel Kosten zwischen 100 und 150 Euro pro Behandlung. Der Vorteil aber ist, dass die Behandlung meistens nur einmal im Jahr durchgeführt werden muss. Im Rahmen einer Krankenhausbehandlung ist die Blutegeltherapie Teil der von den Krankenkassen regulär getragenen Leistungen.

Schröpfen

Eine weitere bewährte Behandlungsmethode, die weltweit in der traditionellen Medizin eingesetzt wird, ist das Schröpfen. Berichte über dessen positive Wirkung bei Schmerzen finden sich in alten Schriften in China oder in Indien genauso wie in der antiken griechisch-römischen, arabischen und mittelalterlich europäischen Medizin. Viele naturheilkundliche Ärzte und auch wir am Immanuel Krankenhaus setzen das Schröpfen häufig bei Kniearthrose oder auch bei Rücken- und Nackenschmerzen ein. Schröpfen ist eine wirksame und sehr leicht durchführbare Therapie bei Schmerzen der Muskeln, des Unterhautgewebes, was auch häufig bei Arthrose mit das Schmerzbild verursacht.

Das Wirkprinzip der gläsernen Schröpfköpfe ist Unterdruck: Nachdem die gläsernen Schröpfköpfe erhitzt wurden, entsteht er beim Abkühlen oder durch das Abpumpen der enthaltenen Luft über einen Gummiball. Der Unterdruck hebt die Oberhaut von

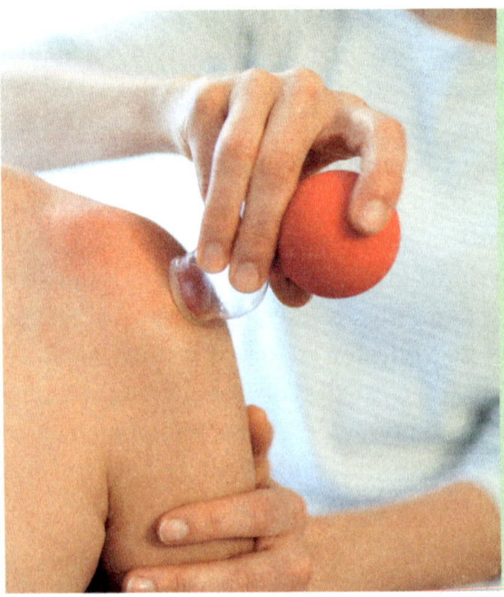

Beim Schröpfen hebt der Unterdruck die Oberhaut von den tiefer liegenden Hautschichten ab, was die Durchblutung lokal verstärkt und den Lymphstrom anregt, die Gelenkumgebung wird massiert, verhärtete Muskeln gelockert – auf diese Weise gelingt es, chronische Schmerzen zu blockieren.

den tiefer liegenden Schichten ab, was die Durchblutung lokal verstärkt. Die Gelenkumgebung aus Sehnen, Kapsel, Bändern und Muskeln wird gleichsam massiert, verhärtete Muskeln werden gelockert, der Lymphstrom angeregt – und zudem werden durch den leichten Schmerzreiz der geschröpften Haut chronische Schmerzen blockiert.

Das trockene, einfache Schröpfen ist unkompliziert, die notwendigen Glasköpfe kann man in jeder Apotheke oder online kaufen. So können sich Partner oder Familienmitglieder auch gegenseitig schröpfen. Nach Absetzen der Schröpfgefäße ist die Haut gerötet und die kreisrunden Rötungen können noch einige Tage bestehen, (selten) kann ein Hämatom (Bluterguss) übrig bleiben.

Ebenfalls entspannend und schmerzlindernd ist die aus der Chinesischen Medizin stammende Schröpfmassage, bei der ein einzelnes Schröpfglas im Zustand des Unterdrucks über die zuvor eingeölte Haut geführt wird. Die Massage wird so lange durchgeführt, bis eine leichte Rötung sichtbar wird, als Zeichen einer vermehrten Durchblutung der Haut. Meist ist dies nach zwei bis fünf Minuten der Fall. Die Massage schmerzt etwas, sollte aber nur leicht ziehen. Die Rötung der Haut ist erwünscht und kann auch hier noch einige Tage anhalten.

Gewebeentlastung durch blutiges Schröpfen

Das örtliche Schröpfen kann noch intensiviert werden, indem man ein sogenanntes blutiges Schröpfen vornimmt. Beim blutigen Schröpfen wird die Haut leicht angeritzt und somit entzündetes und geschwollenes Gewebe entlastet, bevor das Schröpfglas aufgesetzt wird, das sich dann in den nächsten zehn bis 15 Minuten mit einem Gemisch aus Blut und Lymphflüssigkeit füllt. Es resultiert also ein »Mikro-Aderlass«. Gleichzeitig wirkt der mechanische Reiz des Schröpfens – manchmal kann das auch ein leichter Schmerz sein – über die Nervenbahnen auf entferntere Regionen und die Schmerzverarbeitung im Gehirn. Das blutige Schröpfen muss durch einen Therapeuten vorgenommen werden.

Mit dem Schröpfgerät gegen Kniearthrose

Gegen Arthroseschmerzen werden statt der traditionellen Technik auch vermehrt maschinelle Schröpfpumpen eingesetzt. Hierbei wird abwechselnd Luft in Kunststoffgläser gepumpt und wieder abgelassen. Das sorgt für einen wiederkehrenden Unterdruck, der das Gelenk pulsierend schröpft, massiert und Lymphflüssigkeit abfließen lässt.

Mein Charité-Kollege Benno Brinkhaus hatte im Jahr 2011 die Idee, ein solches spezielles Schröpfgerät bei Kniearthrose einzusetzen und wissenschaftlich zu überprüfen. Die Schröpfköpfe aus elastischem Kunststoff mit Silikonrand wurden für ein paar Minuten auf dem betroffenen Kniegelenk angesetzt. Die 21 Studienteilnehmer der Schröpf-Gruppe erhielten über einen Zeitraum von vier Wochen zweimal wöchentlich eine Schröpf-Anwendung, Die 19 Teilnehmer der Kontrollgruppe erhielten keine Anwendung. Sowohl, was die Schmerzen als auch die Gesamtbeurteilung von Schmerzempfinden, Funktion, Steifheit und Beweglichkeit sowie die körperliche Lebensqualität anbelangte, zeigten sich in der Schröpf-Gruppe nach vier Wochen deutliche Beschwerdeverbesserungen – und diese hielten teilweise nach zwölf Wochen noch an.

Es gibt noch nicht sehr viele wissenschaftliche Studien zum Schröpfen, aber viele naturheilkundliche Ärzte und auch wir am Krankenhaus setzen das Schröpfen häufig bei Kniearthrose oder auch bei Rücken- und Nackenschmerzen ein. Die relativ geringe Studienlage kann ein Grund dafür sein, dass die Krankenkassen in der Regel (noch) nicht die Kosten für die Schröpfanwendungen übernehmen.

Akupunktur

Die Traditionelle Chinesische Medizin (TCM) umfasst verschiedenste Therapiemethoden: Ernährung, Pflanzenheilkunde, Massage (Tuina), meditative Bewegungsformen wie Qigong und Tai-Chi. Im Westen durchgesetzt hat sich vor allem die Akupunktur (*acus* = Nadel, *pungere* = stechen), die in China selbst gar keine zentrale Rolle einnimmt. Doch weil sie das Verfahren ist, dessen Komplexität sich am einfachsten auf ein westliches Verständnis reduzieren lässt, hat sie sich in den vergangenen Jahrzehnten einen festen Platz in der Medizin erobert und wird inzwischen auch von vielen europäischen Ärzten angewendet. Sie ist dasjenige Verfahren der Komplementärmedizin, das am besten und umfangreichsten erforscht ist. Im Bereich der Schmerztherapie liegen für die Akupunktur derzeit in internationalen Leitlinien bei 150 verschiedenen Schmerzindikationen positive Empfehlungen vor, darunter vor allem auch für verschiedenste Arthroseformen und rheumatische Erkrankungen.

Die weltweit größten Studien zur Wirkungsweise der Akupunktur wurden in Deutschland durchgeführt. An der Charité und der Ruhr-Universität Bochum wurden Tausende von Patienten mit unterschiedlichen Schmerzerkrankungen in genau festgelegten Settings mit Akupunktur behandelt. Die Wirkung wurde dann in anspruchsvollen klinischen Studien verglichen – mit Schmerzmitteln, aber auch mit einer Scheinakupunktur (bei der vom Patienten unbemerkt kein Einstich erfolgt) oder einer Minimalakupunktur (bei der zwar gestochen wird, aber nicht an den festgelegten Punkten). Klären wollte man dabei vor allem, ob das »Nadeln« nicht einfach einen großen Placeboeffekt hat.

Die Studienergebnisse belegten zwei Dinge sehr deutlich:

- Erstens, dass die Akupunktur bei vielen Schmerzerkrankungen gut die Beschwerden lindert, und hierbei sind gute Wirkungen gerade auch bei Arthroseschmerzen zu verzeichnen.
- Zweitens, dass die Wirkung sich aus zwei Komponenten zusammensetzt, einem spezifischen Effekt, der tatsächlich durch das präzise Stechen an den klassischen Akupunkturpunkten erzielt wird, und einer psychologischen Wirkung der Behandlungssituation: das Ritual und das Durchstechen der Haut, wo die klassischen Akupunkturpunkte keine Rolle mehr spielen.

Die Ergebnisse waren vor allem bei Rückenschmerzen und Kniearthrose so überzeugend, dass hier seither die Kosten einer Akupunkturbehandlung durch die Krankenkassen übernommen werden.

Trotzdem konnten die Studien den Streit, was denn eigentlich an der Akupunktur wirke, nicht beilegen. Dass sie auch jenseits der klassischen Punkte Effekte erzielt, scheint ihren Kritikern Beleg dafür zu sein, dass es sich doch nur um eine Placebotherapie handelt. Die Befürworter verweisen auf den insgesamt hervorragenden Behandlungserfolg. Zum Beispiel wurde ergänzende Akupunktur mit der Standardbehandlung durch Hausärzte und Orthopäden verglichen – und den genadelten Patienten ging es deutlich besser. Das ist es, was meines Erachtens als Allererstes zählt.

Die Studien lehren uns Ärzte, dass man manche Dinge nicht zu sehr vereinfachen kann. Ein Teil der Wirkung der Akupunktur läuft über das Vertrauen in den Therapeuten, über die gute Atmosphäre der Zuwendung und Ruhe in der Behandlungssituation – wie bei jeder Arzt-Patienten-Beziehung, ein anderer Teil entsteht durch das Stechen der Nadel – und den damit gesetzten Reiz.

Das Reiz-Reaktions-Prinzip der Akupunktur

Das Stechen der Nadeln bei der Akupunktur kann Wirkungen auf alle Organe im Körper haben. Jeder Medizinstudent kennt die sogenannten Head'schen Zonen, Hautareale eines jeden Körpers. Diese Zonen werden jeweils von einem Nerv versorgt. Der tritt an der Wirbelsäule in das Rückenmark ein und leitet die Nervensignale an das Gehirn weiter. Weil dort auch Nervensignale aus den inneren Organen ankommen, besteht ein direkter Kontakt zwischen unseren äußeren Hautnerven und den inneren Nerven der Organe und des Bindegewebes. Deshalb kann der Reiz durch eine Akupunkturnadel in tieferen Schichten des Bindegewebes und sogar bei inneren Organen Wirkungen erzeugen. Die Head'schen Zonen sind breiter als die von der Chinesischen Medizin beschriebenen schmalen Meridiane. Es überrascht also nicht, dass die Akupunkturnadel nicht millimetergenau gesetzt werden muss, um Wirkung zu haben.

Daneben gibt es aber auch sehr präzise, punktspezifische Wirkungen. Nach den Daten der bislang größten Studie zur Akupunktur, den Acupuncture Trialists mit über 20 000 Personen, macht dieser punktspezifische Effekt ungefähr ein Drittel der Wirkung aus. Um das zu verstehen, brauchen wir nicht unbedingt Meridiane oder Chi als Konzept zu akzeptieren. Auf anatomischer Grundlage gibt es genügend spezielle Triggerpunkte oder Rezeptoren in unseren Faszien, die sehr wichtig für die Schmerzentstehung sind und die sehr starke Übereinstimmungen mit den klassischen Akupunkturen aufweisen.

Interessant wäre zu wissen, wie das antike China vor rund 3000 Jahren bereits diese Erkenntnis entwickelt hat. Das traditionelle Konzept der Akupunktur imponiert mit seiner ausgefeilten Detailkenntnis und der bildhaften Sprache. Es geht davon aus, dass zum Leben notwendige Energie (Qi) in bestimmten Bahnen (Meridianen) durch den Körper fließt. Wird der Energiefluss gestört, zum Beispiel durch Umwelteinflüsse wie Kälte, Wärme, Zugluft oder falsche Ernährung, seelische Belastungen und Überanstrengung, können körperliche Beschwerden entstehen. An über 700 definierten Punkten (Akupunkturpunkte) soll sich der Energiefluss durch Druck (Akupressur), Wärme (Moxibustion) oder das Nadeln (Akupunktur) therapeutisch beeinflussen lassen.

Wenn auch aus westlicher Sicht der spezifische Wirkmechanismus der Akupunktur noch nicht vollständig geklärt werden konnte, verschiedene Aspekte sind jedoch bekannt. Zum Beispiel wird die vermehrte Ausschüttung von schmerzstillenden Endorphinen, Neurotransmittern und Gewebshormonen beobachtet, welche die Entspannung fördern. Außerdem werden über die Hautzonen Reize gesetzt, die im Körperinneren wirken, so wie auch umgekehrt eine Erkrankung der Gallenblase Schmerzen im rechten Schulterblatt erzeugen kann – ein klassisches Phänomen der Inneren Medizin. Am breitesten konnte die Akupunktur deshalb in der Schmerztherapie und hier besonders in der Therapie von Arthrosen, von rheumatischen Erkrankungen sowie von chronischen Rückenschmerzen Fuß fassen.

Taping

Tapes oder Kinesiotapes sind elastische, selbsthaftende Baumwollbinden, die zur Entlastung und Stabilisierung von betroffenen Gelenken und Muskelregionen aufgeklebt werden. Meist ist rasch eine Entlastung bei Zerrungen, akuten Muskelüberanspruchungen oder Verspannungen spürbar. Vermutlich wird durch Taping ein infolge einer Verletzung oder Überlastung auftretender ungünstiger Muskelzug korrigiert, die Gelenke werden zudem stabilisiert.

Zu unterscheiden sind die unelastischen, weißen Tapes und die elastischen, bunten Tapes. Bei akuten Verletzungen sind die weißen, steiferen Tapes eine schnelle Hilfe, zum Beispiel bei Verletzungen beim Fußball. Die farbigen, elastischen Tapes sind mehr für chronische Gelenkschmerzen geeignet, sie erlauben weiter die Bewegung, unterstützen aber und geben Halt – und es wird einem ungünstigen Gewebezug mit dadurch verstärkter Fehlhaltung entgegengewirkt. Werden Tapes über ein bewegtes Gelenk geklebt, so sind die Bewegungen weiterhin möglich, aber durch den wechselnden Zug im Bindegewebe kommt es in gewisser Weise zu einer Massage. Auch dadurch können sich dann Schmerzen reduzieren. Angebrachte Tape-Streifen kann man mehrere Tage auf der Haut belassen, auch

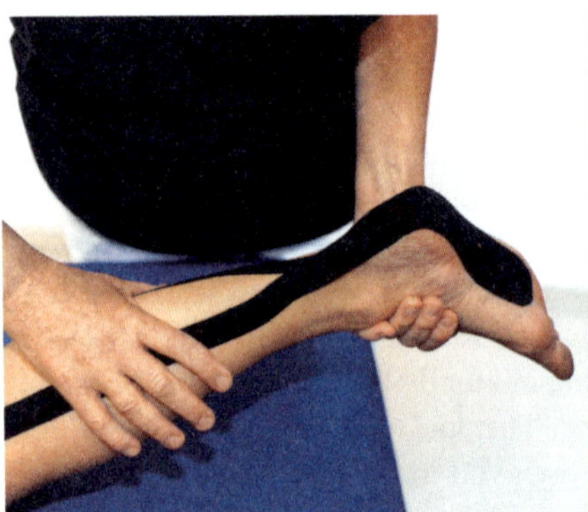

Die farbigen, elastischen Tapes sind für chronische Gelenkschmerzen gut geeignet, sie unterstützen und geben Halt, erlauben aber weiter die Bewegung und wirken einer Fehlhaltung entgegen.

duschen geht damit problemlos. Die Farben sind aber vermutlich nicht für die Wirkung maßgeblich, das ist wohl eher psychologisch im Sinne eines Placeboeffektes zu verstehen.

Die Wirksamkeit der Tapes gegen Gelenkschmerzen ist wissenschaftlich nicht eindeutig belegt, doch die vielen positiven Erfahrungsberichte meiner Patienten und auch die von Kollegen und Physiotherapeuten überzeugen mich. Wenn ich selbst eine kleine Verstauchung oder Verletzung habe, nutze ich Tapes auch gerne. Da man die Tapes, wenn sie einmal fachkundig angelegt wurden, das nächste Mal auch selbst zu Hause anwenden kann, ist das Taping eine selbstwirksame und kostengünstige Therapiemethode.

Neuraltherapie und Entstörung

Bei der Neuraltherapie werden lokal betäubende Medikamente, sogenannte Lokalanästhetika, an ausgewählte, schmerzhafte Gewebestrukturen injiziert. Zum einen an die maximal schmerzhaften Bereiche in bestimmten Mustern, zum anderen aber – und das ist das Besondere an der Neuraltherapie – an nicht schmerzhaften Punkten, die aber anatomisch mit dem eigentlichen Schmerzgeschehen in Verbindung stehen. Diese Bereiche werden dann als »Störfelder« bezeichnet, und durch die lokale Betäubung sollen diese Störfelder neutralisiert werden. Letztendlich soll die sich oftmals ergebende langanhaltende Schmerzlinderung über eine Regulation des vegetativen Nervensystems laufen. So wird auch erklärbar, dass der Effekt der Neuraltherapie (wenn sie denn funktioniert) weit über die chemische Halbwertszeit des eingesetzten Lokalanästhetikums hinausgeht.

Diese Zusammenhänge kennt man auch von der Akupunktur, wo zum Beispiel durch Nadelung am Unterschenkel auch Schmerzen an der Schulter beeinflusst werden können. Bei der lokalen Neuraltherapie werden häufig mehrere Injektionen subkutan durchgeführt (sogenanntes Quaddeln), es können aber auch tiefere Injektionen, sogenannte Infiltrationen, vorgenommen werden. Bei der Behandlung von Störfeldern werden oft Narben und Nervengeflechte angespritzt. Wissenschaftlich ist der Effekt der lokalen Betäubung gut belegt, umstritten ist aber, ob die Fernwirkung über Behandlung der Störfelder tatsächlich funktioniert und wie nachhaltig die Methode ist.

Ayurveda

Ayurveda ist der Kern der traditionellen indischen Naturheilkunde und in Indien eine fester Bestandteil des offiziellen Gesundheitswesens. Ayurveda gehört zu jenen Heilkunden, die individualisiert ausgerichtet sind und auf Konstitutionstypen basieren. Die traditionelle indische Medizin setzt darüber hinaus auf Prävention, Lebensstil und Selbstwirksamkeit. Sie hat Therapien entwickelt, die nicht auf Symptome zielen, sondern auf einen inneren Ausgleich der Kräfte. Wenn nötig, werden auch ausleitende Verfahren wie Aderlass und Blutegel eingesetzt. Ayurveda verfügt über ein Spektrum an Heilverfahren und ist auf eine Aktivierung der gesundmachenden Kräfte ausgerichtet. Besonders sympathisch ist dabei: Ayurveda ist ein undogmatisches Heilsystem und lässt sich leicht mit der westlichen Naturheilkunde oder auch der naturwissenschaftlich orientierten Schulmedizin kombinieren. Wie bei der europäischen Naturheilkunde stehen auch hier chronische Erkrankungen im Mittelpunkt, und die Behandlung von Gelenkerkrankungen und Rheuma ist ein Behandlungsschwerpunkt der heutigen Ayurveda-Medizin.

Die Geschichte, Prinzipien und Wirkungsweisen des Ayurveda

Ayurveda ist inzwischen auch von der Weltgesundheitsorganisation WHO als medizinische Wissenschaft anerkannt. In Indien selbst gibt es mehr als 400 000 registrierte ayurvedische Ärzte und über 250 Hochschulen, an denen eine umfangreiche Ausbildung in

Ayurveda gelehrt wird, die fünf bis acht Jahre dauert. Ayurvedische Ärzte arbeiten an mehr als 2500 Kliniken und 15 000 Ambulanzen. Dies zeigt, dass Ayurveda in seinem Stammland etwas völlig anderes ist als eine Wellnessbehandlung.

Ayurveda kann auf eine lückenlose Anwendung seit mehr als 2000 Jahren zurückblicken. Entsprechend ist diese Heiltradition in Indien und den angrenzenden südasiatischen Nationen der modernen Medizin gleichgestellt. Jährlich werden Hunderte von Millionen Menschen in Südasien primär mit Ayurveda behandelt – und nur in Akutfällen kommt hier die Schulmedizin zum Einsatz. Im Zentrum steht die Lehre von einem gesunden Leben – *ayus* bedeutet Leben, *veda* das Wissen. Ihre Wurzeln sind in den Veden verankert, den heiligen indischen Schriften, die auf physische, psychologische und spirituelle Aspekte des Heilens eingehen. In Indien ist Ayurveda gleichzeitig eine Reverenz an die Götter, schließlich soll der Überlieferung nach der Schöpfergott Brahma persönlich dieses Wissen den Menschen geschenkt haben.

Beschwerden können im Ayurveda ganz unterschiedlich behandelt werden, je nachdem, welcher Patiententyp betroffen ist. Dass die Kombination von Körperbau, Aussehen und Verhalten etwas über die Anfälligkeit für bestimmte Krankheiten aussagt, weiß auch die deutsche Naturheilkunde. Im Ayurveda wird diese Kombination auch dazu benutzt, die richtigen Therapien auszuwählen und individuell abzustimmen. Von den Doshas haben Sie wahrscheinlich schon gehört: Die Kombination von Körperbau, Haut und Haaren sowie die Charakteristik zahlreicher weiterer körperlichen Eigenschaften ergeben in der indischen Heilkunde jene schon erwähnten drei Grundtypen – nämlich Vata, Pitta und Kapha. Aber vergessen Sie die Dosha-Tests in Zeitschriften, Kochbüchern oder im Internet. Alle Menschen sind Mischtypen, und welche Konstitution und Individualität genau vorliegt, lässt sich nur mit einiger Erfahrung feststellen. Die Konstitution heißt im Sanskrit, der Sprache, in der auch die teilweise 2000 Jahre alten ayurvedischen Lehrtexte verfasst sind, *prakrti* (Natur). Sie ist angeboren und verändert sich nicht. Anders ist das mit den Symptomen, die sie auf Reize und Belastungen hin hervorbringt. Sie werden als *vikrti* (Störungen) bezeichnet, und sie sind es, die behandelt werden.

Die Ayurveda-Medizin ist, wie auch die europäische Naturheilkunde eine multimodale Behandlungsmethode, das heißt, es werden verschiedene Therapiemethoden miteinander kombiniert um den maximalen Behandlungserfolg zu erzielen und gleichzeitig die Nebenwirkungen zu reduzieren. Im Ayurveda werden hierzu eine spezielle Ernährungstherapie, Fastentherapie und Darmreinigung, Massagen mit medizinierten Ölen, lokale warme Auflagen, Schwitzbäder, Yoga, Meditation, aber auch die Heilpflanzentherapie in einem jeweils individuellen Behandlungskonzept zusammengefügt. Ziel ist nicht nur die Beschwerdelinderung der einzelnen Erkrankung, sondern den gesamten Körper zu stärken und zu regenerieren, ihn somit also in seiner Selbstheilungsfähigkeit zu unterstützen. Ein Ziel, das auch die europäische Naturheilkunde verfolgt.

Ayurvedische Behandlung bei Arthrose und Rheuma

Ein großes Indikationsfeld des Ayurveda ist Rheuma und Arthrose: Der US-amerikanische Rheumatologe Daniel Furst hat 2011 zusammen mit einem unserer engen indischen Kooperationspartner, Ram Manohar, eine Studie zur ayurvedischen Behandlung im Vergleich zur herkömmlich westlichen Therapie mit dem Antirheumatikum Methotrexat vorgelegt. Hierbei erhielt eine Gruppe der Studienteilnehmer die Standardtherapie mit dem Medikament Methotrexat, eine zweite Gruppe eine Kombination von Heilpflanzenextrakten, wie sie im Ayurveda typischerweise verwendet werden, und eine dritte Gruppe die Heilpflanzen als Placebo. In den Ergebnissen nach drei und zwölf Monaten waren die Ayurveda-Therapie und die Methotrexat-Medikation gleich wirksam. Allerdings war dies eine kleine Studie und sicher sind weitere Studienergebnisse abzuwarten, bevor feste Rückschlüsse gezogen werden können.

Als wir beim Aufbau der Ayurveda-Abteilung am Immanuel Krankenhaus Berlin unter Leitung meines Oberarztes Christian Keßler anfingen, Überlegungen anzustellen, wie wir die Wirksamkeit der in Indien als staatliche Medizin anerkannten traditionellen Ayurveda-Medizin auch wissenschaftlich überprüfen konnten, kamen wir nach intensiven Diskussionen mit weiteren Wissenshaftlern auf die Indikation der häufig auftretenden und schwierig zu behandelnden Kniearthrose. Klar war, dass eine solche Studie eine gewisse Größenordnung haben musste, um aussagekräftige Ergebnisse zu liefern. Stolz waren wir nur wenig später, als wir dann 2011 als erste medizinisch-wissenschaftliche Institution in Deutschland im Rahmen einer Forschungskooperation eine finanzielle Förderung von der indischen Regierung für die Durchführung dieser Studie bekamen, um die bislang größte Studie zur Wirksamkeit von Ayurveda außerhalb Indiens durchzuführen.

Faszinierend waren aber vor allem die Ergebnisse: In der Studie erhielten 150 Patienten entweder über drei Monate eine intensive Ayurveda-Behandlung oder eine zeitlich ebenso intensive konservative (also nicht operative) orthopädische Behandlung. Beide Therapiekonzepte waren intensiv, bei Ayurveda erfolgten Ernährungsberatungen, Yogaübungen, der Einsatz von Gewürzen, Massagen und allgemeine Lebensstilempfehlungen. Bei der orthopädischen Therapie gab es hervorragende Physiotherapie, Einlagen, wenn nötig Schmerztherapie und ebenfalls Lebensstiltherapie. Die Ergebnisse nach drei Monaten und nach einer erneuten Nachbeobachtung nach weiteren 10 Monaten (nachdem neun Monate keine Therapie mehr erfolgt war) waren eindeutig: Die Orthopädie wirkte, aber Ayurveda wirkte deutlich besser. Seither ist für mich klar: Wer den zeitlich recht hohen und auch kostenintensiven Aufwand nicht scheut, für den ist Ayurveda eine gute Option bei Kniearthrose. Die Krankenkassen übernehmen bislang nicht die Kosten für die Behandlung. Es ist daher wichtig, sich zu Beginn einen Kostenplan geben zu lassen.

Meine erfolgreichen Behandlungspläne bei Gelenkerkrankungen

- Kniearthrose
- Hüftarthrose
- Schulterarthrose
- Sprunggelenk- und Fußarthrose
- Daumen-, Finger- und Handarthrose/Fingerpolyarthrose
- Ellenbogengelenkarthrose
- Rheumatoide Arthritis
- Bechterew-Erkrankung, Psoriasis-Arthritis und Gicht

Im Folgenden habe ich auf Basis der jeweiligen wissenschaftlichen Erkenntnisse und der langjährigen Erfahrung in unserem naturheilkundlichen Zentrum am Immanuel Krankenhaus Berlin die für die zehn häufigsten Gelenkerkrankungen wirksamsten Therapiemethoden der Naturheilkunde für Sie zusammengestellt.

Kniearthrose

Das Kniegelenk ist sehr zentral für unsere Lebensqualität – nicht umsonst heißt es: Man geht in die Knie, sei es aus Demut oder, wenn man in einer Krise ist. Auch kann man sich in ein Thema richtig hineinknien … Das Kniegelenk ist das größte Gelenk des Körpers, mechanisch ist es ein Scharniergelenk. Aber im Gegensatz zum Ellenbogengelenk, was durch die Knochen stabilisiert wird, erbringen beim Kniegelenk vor allem Bänder, Sehnen und Muskeln den Stabilitätsfaktor. Ein Knie muss viel leisten im Laufe des Lebens. Wenn es schmerzt oder nicht mehr funktioniert, wird uns schmerzhaft in Erinnerung gerufen, wie zentral es für unsere Fortbewegung ist.

Beim Gehen übertragen die kräftigen Muskeln des Ober- und Unterschenkels im Wechsel ihre Kräfte und so wird der Unterschenkel gebeugt und gestreckt und wir können lostraben. Das Besondere am Kniegelenk ist die Kniescheibe, sie hat die Funktion eines Angelpunktes. Damit wird die Kraft der Muskeln umgelenkt. So wird die Bewegung des Oberschenkelmuskels über die Kniescheibe zum Schienbein übertragen. Durch die Hebelkraft brauchen wir dann weniger Kraftaufwand, um den Unterschenkel anzuheben. Weil am Kniegelenk starke Kräfte walten und zudem die Knochenenden von Ober- und Unterschenkel von Größe und Form nicht ganz zueinanderpassen, hat der Körper Polster dazwischen gepackt, die Menisken – halbmondförmige Knorpelscheiben. Meniskusrisse und -schädigungen sind gerade bei Leistungssportlern, besonders bei Fußballern, die Fouls oder fixierten Drehbewegungen ausgesetzt sind, sehr häufig und eine Domäne der arthroskopischen Chirurgie. Die das Knie festigende, elastische Gelenkkapsel, die aus Bindegewebe und Kollagenfasern besteht, kann sich entzünden und Schmerzen bereiten. Das Kniegelenk ist durch die Gesamtkonstruktion mit Kapseln, Bändern, Sehnen, Muskeln und nicht passenden Gelenkflächen ziemlich komplex aufgebaut, aber dennoch genau so, dass es optimal für die Anforderungen unseres Alltags funktioniert. So können wir gehen, knien, hüpfen, springen und stehen. Die Schwachstelle des Kniegelenks ist allerdings: Da viele Strukturen beteiligt sind, können relativ leicht Verletzungen entstehen und diese Verletzungen wiederum fördern das Risiko für eine spätere Arthrose. Reißt zum Beispiel ein Seitenband oder das Kreuzband, erhöht sich eindeutig das Risiko, später eine Arthrose zu erleiden, weil die gesamte Bewegungsabstimmung nicht mehr optimal ist. Arthrosebegünstigend wirkt dann auch das immer häufiger auftretende Übergewicht und die daraus resultierende entzündungsfördernde Stoffwechselstörung im Körper. Mit der Belastung durch Bewegung hat es sich inzwischen gedreht: Früher gab es häufiger berufsbedingte Kniearthrosen bei Menschen, die den ganzen Tag hart körperlich arbeiteten, wie zum Beispiel unter Tage. Dies ist heute selten. Die Berufsgenossenschaft, die in Deutschland für alle Berufskrankheiten zuständig ist, listet noch einige Berufe auf, bei denen Kniearthrose als Berufskrankheit anerkannt wird, zum Beispiel Fliesen- und Bodenleger, Dachdecker und Betonbauer und Maler. Viel häufiger aber entsteht die Kniearthrose heute durch Bewegungsmangel mit einer früher durchgemachten Verletzung, einer Fehlstellung oder -haltung.

Zur Prävention der Kniearthrose sind drei Dinge wichtig:

- Der entscheidendste Punkt ist, dass das Kniegelenk immer in Funktion bleiben sollte. Nutzen Sie die tatsächliche Bandbreite der möglichen Bewegungen im Alltag, also Gehen, Laufen, Hüpfen, Springen, damit alle Funktionen erhalten bleiben und auch die umgebenden Strukturen, die Bänder, Sehnen und Faszien, geschmeidig und in Form bleiben.

- Machen Sie Ihre Muskeln durch gut dosiertes Krafttraining stark. Besonders wichtig ist der große Oberschenkelmuskel. Dieser wird auch durch Fahrradfahren, für »Wasserratten« durch Schwimmen mit Schwimmflossen – oder auch durch entsprechende Übungen mit einem elastischen Band, wie zum Beispiel einem Thera-Band oder Stretch-Band, stärker. Achten Sie aber dabei darauf, dass Ihre Bänder und Sehnen auch vor und nach den Übungen gut gedehnt werden, etwa durch Yoga oder durch klassische Dehnübungen.
- Sie sollten kein zu großes Übergewicht entwickeln, um die Belastung für das Knie in Grenzen zu halten und somit auch zu verhindern, dass die Entzündungsbotenstoffe des Fettgewebes dem Knorpel Entzündungsstress bereiten.

Kniegefährdende Sportarten

Eine in unserem Praxisalltag häufig gestellte Frage lautet, ob man von gewissen Sportarten lieber absehen sollte, um gesunde Kniegelenke zu erhalten? Dies ist nicht ganz einfach zu beantworten. Natürlich gibt es Sportarten wie Fußball oder Skifahren, die sehr häufig zu Knieverletzungen führen, die dann den Beginn der Arthrose darstellen können. Die Frage, ob man diese Sportarten unterlassen sollte, muss sich aber jeder persönlich beantworten, ob es ihm das wert ist. Ich hätte es sehr schade gefunden, seinerzeit auf das Skifahren zu verzichten und war mir aber auch immer bewusst, dass es ein gewisses Risiko mit sich bringt. Sicherlich wird man als Arzt keinen Marathonlauf empfehlen, wenn sich eine beginnende Kniearthrose abzeichnet. Wobei es selbst hier erstaunliche wissenschaftliche Erkenntnisse gibt: Forscher der orthopädischen Universitätsklinik London untersuchten mittels MRT-Aufnahmen 82 Männer und Frauen Mitte 40, die sich erstmals auf einen Marathonlauf vorbereiteten – zunächst zu Beginn der sechsmonatigen Trainingsphase und dann wieder zwei Wochen nach dem absolvierten

Marathon. Überraschenderweise zeigten sich die Gelenkknorpel und die darunter liegenden Knochenstrukturen nach dem intensiven Lauftraining und dem absolvierten Marathonlauf im Befund eher verbessert, lediglich die Kniescheibe war entzündlich überlastet. Dies ist auch wieder ein Beispiel dafür, dass der Körper komplex ist und nicht alles so einfach mechanisch vonstattengeht, wie wir Mediziner uns das vorstellen.

Die Therapie der Kniearthrose – wie behandelt die Schulmedizin?

Auch wenn die Kniearthrose schon zu einer Art Volksleiden geworden ist, besteht kein Grund zur Verzweiflung nach Verletzungen. Die Naturheilkunde kennt vielfältige Methoden, um günstig auf das Kniegelenk einzuwirken und Schmerzen zu lindern.

Schulmedizinisch wird in konservativer und operativer Therapie unterschieden. Bei der konservativen Therapie geht es vor allem um die Verschreibung und Durchführung von Physiotherapie und Krankengymnastik sowie Schmerztherapie. Schmerzlinderungen werden mit Schmerztabletten und Entzündungshemmern wie Ibuprofen oder Diclofenac erreicht. Diese heilen natürlich nicht die Erkrankung, sondern unterdrücken nur den Schmerz und haben erhebliche Nebenwirkungen bei dauerhaftem Einsatz. Insofern sollten sie immer nur kurzzeitig zur Überbrückung eingenommen werden. Neben Schmerzmitteln zum Einnehmen werden auch lokal Salben und Einreibungen mit Diclofenac eingesetzt, diese können übergangsweise Beschwerden etwas lindern.

Wird die Kniearthrose durch eine Fehlstellung bedingt, zum Beispiel durch X- oder O-Beine oder durch Verschiebungen am Fußgewölbe, können auch Einlagen versucht werden. Allerdings ist es gut, hier eine zweite Meinung einzuholen, nicht alle Fachleute sind sich über den Nutzen von Einlagen einig. Hier kommt es sehr auf den genauen orthopädischen und physiotherapeutischen Befund an.

Bestehen die Schmerzen weiter und ist die Arthrose nicht zu weit fortgeschritten, empfehlen viele Orthopäden Injektionen von Hyaluronsäure oder Chondroitinsulfat in das Gelenk. Es sind meistens vier bis sechs Injektionen, für deren Kosten man in der Regel selbst aufkommen muss. Wissenschaftlich ist eine starke Kontroverse um die Frage entstanden, ob diese Injektionen nun tatsächlich helfen oder die Wirkung eher auf einem Placeboeffekt beruht (siehe Seite 55 f.). In Amerika haben die Fachgesellschaften ein negatives Urteil gefällt und raten davon ab. In Deutschland und in Europa sind sie weiter beliebt, und eine gewisse Wirksamkeit lässt sich in Studien auch nachweisen. Die Injektionen erfüllen aber allenfalls eine gewisse Brückenfunktion. Viele Patienten berichten von einer leichten Verbesserung, das kann aber eben auch ein Placeboeffekt sein und ohne weitere entscheidende physiotherapeutische und naturheilkundliche Therapien stellt sich keine nachhaltige Besserung ein.

Auch die Injektion von Cortison wird oft vorgenommen. Dies führt meist zu einer raschen Schmerzlinderung, auch bei fortgeschrittenen Kniearthrosen, ist jedoch aufgrund der Langzeitschäden am Gelenk und der Infektionsgefahr nur als Akut-Notlösung zu verstehen und sollte nicht regelmäßig wiederholt werden.

Die von Orthopäden und Sportmedizinern heutzutage öfter empfohlenen Eigenplasma-Therapien, die sogenannte PRP-Therapie, erzeugt nach neuesten Studienergebnissen nur Placebowirkungen (siehe Seite 56) und man kann sich die Kosten hierfür sparen. Ob das derzeit aufkommende Einbringen von Stammzellen in das Kniegelenk besser ist, müssen zukünftige Studien zeigen.

Wenn die genannten Maßnahmen nicht zum Erfolg führen, werden Orthopäden in der Regel bei einem sehr ausgeprägten Befund und weiter bestehenden Schmerzen eine Operation anraten und hier am ehesten zu einer Implantation eines neuen Kniegelenks. Da die Erfolge und Spätergebnisse einer Kniegelenkendoprothese bei Weitem nicht so gut sind wie die bei einer Hüftgelenkarthrose, empfehle ich hier unbedingt zunächst die umfängliche Anwendung von Naturheilverfahren.

Hilft das alles nicht, ist eine Operation indiziert. Früher wurden oftmals Kniegelenkspiegelungen beziehungsweise Schlüsselloch-Chirurgie (arthroskopische Chirurgie) durchgeführt. Der am häufigsten durchgeführte Eingriff war dabei die Knorpelglättung und Gelenkspülung (Arthroskopie). Inzwischen haben aber wissenschaftliche Studien eindeutig festgestellt, dass solche Eingriffe mittel- und langfristig keinen größeren Vorteil gegenüber den Risiken bieten. Physiotherapie ist genauso wirksam und ungefährlicher. Seither übernehmen die gesetzlichen Krankenkassen auch nicht mehr die Kosten für die Arthroskopie bei Kniearthrose. Hingegen kann eine Arthroskopie bei Arthrosen anderer Gelenke durchaus sinnvoll sein. Ebenso wird die Arthroskopie am Kniegelenk immer noch durchgeführt, wenn Gelenkblockierungen vorliegen.

Ein weiteres Verfahren ist die Umstellungsosteotomie (Achskorrektur), hier wird eine Fehlstellung durch X- oder O-Beine, oder wenn die Beine sehr unterschiedlich lang sind, behoben. Durch die Korrektur wird das Gelenk wieder entlastet. Allerdings ist der operative Eingriff sehr aufwendig und eine Rehabilitation danach langwierig. Auch hier ist es wichtig, vorher eine zweite Meinung einzuholen.

Der häufigste operative Eingriff am Kniegelenk ist heutzutage die Implantation eines komplett neuen Kniegelenkes. Annähernd 200 000 Operationen dieser Art werden in Deutschland pro Jahr inzwischen durchgeführt. Es gibt eine große Diskussion darüber, ob dies wirklich so häufig notwendig ist, zumal die Endoprothese am Knie eine weniger hohe Erfolgsquote hat als die einer Hüftendoprothese. Technisch gibt es auch Teilprothesen, zum Beispiel sogenannte Schlittenprothesen, die dann eingebaut werden, wenn sich Knorpelschäden und -defizite nur auf einer Seite im Gelenk finden.

Wenn die Verschleißerscheinungen der Gelenke zu weit fortgeschritten und alle Möglichkeiten der konservativen und medikamentösen Therapie ausgeschöpft sind, bleibt meist nur noch eine Endoprothese – ein künstliches Gelenk. Da bei jeder Operation ein Teil des gesunden Knochens zur Verankerung der Prothese geopfert werden muss, wird dies so lange wie möglich vermieden. Bei der Befestigung der Prothesen gibt es Unterschiede: Man spricht von Schaft- oder Kappenprothesen. Die klassischen Schaftprothesen werden richtig im Knochen verankert, die neuerdings immer beliebteren Kappenprothesen werden wie eine Krone auf den vorhandenen Knochen aufgesetzt. Diese vermeintlich schonendere Methode wird allerdings nicht von allen Ärzten befürwortet. Sie vertrauen lieber auf die erprobten Schaftprothesen, da es bei den Kappenprothesen nachträglich zu Knochenbrüchen kommen kann. Wem ein Gelenkersatz bevorsteht, der sollte sich also in jedem Fall umfassend informieren und sich am besten an ein zertifiziertes Endoprothesenzentrum wenden.

Die Therapie der Kniearthrose – wie behandelt die Naturheilkunde?

1. **Blutegeltherapie:** Die Kniearthrose ist die Paradeindikation der Blutegeltherapie (siehe Abb. Seite 111). Hier gibt es die besten wissenschaftlichen Daten und die größte medizinische Erfahrung. Vor allem bei der klassischen Arthrose sind die Egel hoch wirksam. Aber auch bei der Retropatellararthrose (Kniescheibenarthrose) ist ein Versuch sinnvoll. Es werden meist vier bis sechs Blutegel pro Kniegelenk angelegt.

2. **Fasten und vollwertige vegetarische Ernährung:** Beide Maßnahmen optimieren die Therapie der Kniearthrose. Durch eine pflanzenbetonte, vollwertige Ernährung werden antientzündliche Substanzen aus Obst, Gemüse, Beeren, Nüssen und Getreide in großer Menge zugeführt. Wie auf Seite 73 f. aufgeführt, sind besonders Kreuzblütler – u.a. Broccoli, Erdbeeren, Blaubeeren und andere dunkle Beeren – zu empfehlen. Ebenso Kurkuma (Gelbwurz) in einer täglichen Menge von einem halben bis einen Teelöffel (am

besten zusammen mit etwas Öl und Pfeffer) und zusätzlich reichlich andere Gewürze. Gleichzeitig sollten Sie die Zufuhr proentzündlicher tierischer Fette vermeiden.

Das Heilfasten über 5 bis 7 Tage, oder bei entsprechendem Übergewicht auch länger, hat einen klaren beschwerdelindernden und akut antientzündlichen Effekt. Zudem erleichtert es die nachfolgende Ernährungsumstellung, und durch die rasche Gewichtsabnahme wird das Kniegelenk sofort entlastet.

3. **Kälte- und Wärmetherapie, Wickel und Einreibungen:** Diese haben sich in vielerlei Formen bei Kniearthrose bewährt. Lokal helfen insbesondere Quarkwickel und Retterspitzwickel als kühlende Maßnahme, Bockshornkleewickel als wärmende Technik und zur Beschwerde- und Schmerzlinderung Kohlwickel (siehe Abb. Seite 93).

Einreibungen und Auflagen mit weiteren Heilpflanzenextrakten sind oftmals hilfreich: Zu empfehlen sind Zubereitungen mit Arnika, Beinwell, Rosmarin oder mit Calendula (Ringelblume), Hamamelis (Zaubernuss) und Johanniskraut (Rotöl). In der Apotheke gibt es entsprechende Salben und Öle. Während Olivenöl als Nahrung keinen entzündungshemmenden Effekt bei Arthrose hat, ist Olivenöl nach neueren Studiendaten erstaunlicherweise bei äußerlicher Auftragung nützlich: Einen halben bis einen Teelöffel auf das schmerzhafte Gelenk einreiben, dies wirkt nach mehreren Stunden beschwerdelindernd.

4. **Akupunktur:** Die Wirkung der Akupunktur ist für die Kniearthrose durch wissenschaftliche Studien belegt. Zum einen lindert die Akupunktur Schmerzen, zum anderen kann das Kniegelenk durch die Schmerzlinderung anschließend besser physiotherapeutisch beübt werden. Dadurch bessert sich insgesamt die Funktionsfähigkeit des Gelenkes. Nachteilig ist, dass die Akupunktur wiederholt werden muss, oft sind sechs bis zehn Akupunkturen die Regel – allerdings kann der Effekt auch schnell wieder abflauen. Die

Krankenkassen übernehmen in der Regel die Kosten für Akupunktur bei Kniearthrose.

5. **Ayurveda:** Wie auf Seite 124 f. beschrieben, haben wir mit einer großen wissenschaftlichen Studie die Wirksamkeit der Ayurveda-Therapie bei Arthrose nachgewiesen. Zum Einsatz kommen dabei Massagen, Ernährungstherapie, Yogaübungen, lokale Auflagen, Gewürze und Heilpflanzen. Hier haben sich vor allem Winterkirsche (Ashwagandha) und Yogaraja Guggulu (Gewürzmischung mit Baumharzen wie Myrrhe, Weihrauch) bewährt. Ayurvedische Medikamente sollten Sie aber auf keinen Fall online beziehen, sondern immer nur in Absprache mit einem ayurvedischen Arzt aus einer vertrauenswürdigen Quelle. Für mich ist auch bei anderen Arthroseformen die Ayurveda Medizin eine ernstzunehmende und wirksame Therapiemöglichkeit. Der Nachteil ist, dass die Kosten derzeit von den Krankenkassen nicht übernommen werden. Lassen Sie sich daher immer vorab einen Kostenplan geben.

6. **Physiotherapie, Muskelkräftigung und Dehnung:** Einige der besten Physiotherapie-Übungen bei Kniearthrose sind sehr einfach. Hier die wichtigsten Übungen:

- Pendeln: Einfach auf einen hohen Stuhl oder Tisch setzen und die Beine baumeln lassen, etwa drei bis fünf Minuten. Der Effekt wird verstärkt, wenn Sie schwerere Schuhe tragen oder kleinere Gewichte (Gewichtsbänder) an die Füße anbringen. Das Gelenk wird durch die Übungen gelockert und der Knorpel besser genährt. Einmal täglich pendeln!
- Luftfahrrad fahren: Der einfache Trick beim Luftfahrrad fahren ist, dass auf diese Weise das Gelenk gut bewegt, aber nicht durch Körpergewicht belastet wird.
- Strecken und Beugen: Schlingen Sie im Sitzen bei angewinkelten Beinen ein elastisches Band um beide Sprunggelenke und bewegen Sie dann jeweils ein Bein langsam nach vorn und wieder zurück. Das Ganze mit beiden Beinen jeweils drei- bis

fünfmal wiederholen. Wenn sich das Knie nicht mehr ganz durchstrecken lässt, ist es auch sinnvoll, das Knie sanft mit beiden Händen nach vorne zu drücken, aber wie gesagt: sanft – und bis an die Schmerzgrenze herangehend.

- Einbeinstand: Dreimal auf jeder Seite möglichst für 15 bis 20 Sekunden auf einem Bein balancieren.
- Dehnübungen: Bevor Sie sich zur ersten Übung in Bauchlage begeben, unterlagern Sie ein Knie mit einem etwas dickeren Buch. Strecken Sie das hochgelagerte Bein in die Höhe (das Knie etwa im rechten Winkel) und umschlingen Sie den Vorfuß mit einem elastischen Band. Das Becken sollte fest auf dem Boden gehalten werden, während das umschlungene Bein nun so weit wie möglich mit dem Band in Richtung Gesäß gezogen wird. Diese Position halten – und dann das Bein in die Gegenrichtung wieder bis zum Ausgangspunkt strecken, aber nicht darüber hinaus. Die Übung einmal wiederholen.

Beginnen Sie die zweite Übung im Sitzen. Schlingen Sie das elastische Band um den Vorfuß, den Sie zuvor leicht unterlagert haben (z.B. mit einem Buch). Ziehen Sie den Fuß nun mit dem Band so weit wie möglich zu sich heran. Halten Sie den Rücken gerade und ziehen sich nun immer weiter nach vorne. Diese Position halten – und dann erst den Fuß nach vorn drücken, anschließend den Körper nach hinten. Die Übung einmal wiederholen.

7. **Taping:** Auch Taping kann die Bewegungsübungen unterstützen. Bei Kniebeschwerden sind elastische Tapes oftmals überbrückend hilfreich.

8. **Bewegungstherapie:** Schwimmen und Radeln sind bei Kniearthrose ideal. Beim Radfahren eher in kleinen Gängen fahren, leicht treten und dafür also weniger Kraftanstrengung aufbringen. Beim Wandern und Laufen ist es zu empfehlen, nicht bergab zu gehen. Oder wenn, dann zünftig mit Wanderstock. Beim Bergabgehen

kommt es mit jedem Schritt zu einer schweren Belastung mit dem Vielfachen Ihres Körpergewichts auf den Knorpel, der ja schon angeschlagen ist. Nicht geeignet sind Sportarten wie Badminton, Squash, Fußball, Handball. Dafür ist aber dynamisches Sitzen sinnvoll: Strecken Sie beim Sitzen öfter mal die Beine durch, dann wird die Kniescheibe entlastet, da sie nicht so stark gegen die Knochen gepresst wird. Stundenlanges Sitzen vermeiden und immer mal wieder die Position wechseln! Ich empfehle einen höherverstellbaren Tisch, sodass Sie mal stehen, mal sitzen können. Das ist übrigens auch eine wunderbare Vorbeugung gegen Rückenschmerzen und Herzinfarkt.

9. **Heilpflanzen:** Lokal sind vor allem Kohlwickel zu empfehlen (siehe oben: 2. Kälte- und Wärmetherapie und Wickel). Für die innerliche Einnahme kommen für akute Schmerzen die Baumrinden wie zum Beispiel Weidenrindenpräparate infrage. Für die langfristige Therapie sind vor allem Kurkuma, Weihrauch und Hagebuttenextrakte zu empfehlen.

10. **Schröpfen:** Die durch das Schröpfen verstärkte Durchblutung dient der Gelenkumgebung aus Sehnen, Kapsel, Bändern und Muskeln als »Massage«, verhärtete Muskeln werden gelockert, der Lymphstrom wird anregt. Zudem werden durch den leichten Schmerzreiz der geschröpften Haut chronische Schmerzen blockiert.

11. **Neuraltherapie:** Fundiert angewendet und richtig gespritzt, kann auch die Neuraltherapie sehr gut helfen. Beispielsweise wird dann rund um die Kniescheibe gequaddelt (mehrere subkutane Injektionen gesetzt) und an die Ansätze der Gelenkseitenbänder gespritzt.

Hüftarthrose

Das Hüftgelenk ist, trotz des großen Gewichtsanteiles unseres Körpers, den es beim Stehen und Gehen zu tragen hat, sehr bewegungsfreudig. Es kann sich beugen und strecken, drehen und nach innen und zur Seite auslenken. Damit das Hüftgelenk dennoch bei Bewegungen nicht herausrutscht und fest fixiert bleibt, hat es eine knöcherne Führung und wird damit sicher eingefasst. Damit der Hüftknorpel an gewissen Stellen nicht überbelastet wird, ist es wichtig, dass der Hüftkopf und die Hüftpfannen genau ineinanderpassen. Daher sind auch angeborene Fehlstellungen, sogenannte Hüftdysplasien, oft ein Grund für eine spätere Hüftarthrose.

Bei der Hüftdysplasie ist die Hüftpfanne nicht richtig ausgebildet und bietet dem Hüftkopf nicht genügend Halt. Darüber hinaus müssen die verbliebenen Knorpelanteile mehr Belastung aushalten. Es kommt dann zu überhöhtem mechanischem Druck zum Beispiel am Pfannenrand, der Knorpel wird über viele Jahre überfordert und wird brüchig und schließlich in Bindegewebe umgebaut. Um eine angeborene Hüftdysplasie gleich zu erkennen, gehört heute die Ultraschalluntersuchung des Hüftgelenks zu den Screening-Untersuchungen der Neugeborenen. Besteht eine Hüftdysplasie, ist die Therapie denkbar einfach: Das Kind muss breit gewickelt werden, durch die dauerhafte Spreizung des Gelenkes entwickelt sich das Gelenk wieder in die richtige Form.

Hüftarthrose ist die häufigste Form der Arthrose. Im hohen Alter haben fast 90 Prozent der Menschen im Röntgenbild eine Hüftarthrose. Es ist letztlich eine fast zwangsläufige, aber normale Abnutzung, die über die lange Lebensdauer entsteht. Wird sich tatsächlich, wie es gerade den Anschein hat, die Lebensspanne von uns Menschen immer weiter verlängern und werden viele ein Alter von 100 oder 110 Jahren erreichen, wird es noch mehr Hüftarthrosen geben. Vor allem wird dies eine gute Prävention umso wichtiger machen.

Schmerzen entstehen bei der Hüftarthrose im Vergleich zum Kniegelenk relativ spät. Ist die Knorpelschicht schon deutlich reduziert und haben die Knochenflächen Kontakt, bilden sich ein schmerzhaftes Ödem und Reizungen. Bei der Hüftarthrose ist dabei ein Leistenschmerz mit Ausstrahlung in den Oberschenkel, manchmal bis zum Knie, typisch. Die Schmerzen können aber auch im Gesäß oder der unteren Wirbelsäule auftreten. Anfangs zeigen sich die Schmerzen nur nach größeren Belastungen, nach längerem Sitzen oder morgens nach dem Aufstehen (»Anlaufschmerz«, der aber nach ein paar Schritten wieder verschwindet). Mit der Zeit treten die Schmerzen allerdings auch in Ruhephasen und nachts auf und es beginnen die Bewegungseinschränkungen: Das Beugen (z.B. beim Schuheanziehen), die Hocke, das Bergabgehen, das Abspreizen und Heranziehen des Oberschenkels werden immer schwieriger. Diese funktionellen Einschränkungen sind bei der ärztlichen Beurteilung der Frage, ob eine Operation indiziert ist, ganz besonders wichtig.

Insgesamt gelten die Empfehlungen zur Prävention der Kniearthrose auch für die Hüftarthrose:

- Vermeiden Sie Übergewicht und bewegen Sie sich abwechslungsreich.

Allerdings ist es dennoch schwieriger, der Hüftarthrose vorzubeugen, wenn eine genetische Vorbelastung oder Dysplasie ursächlich das Auftreten der Arthrose begünstigt.

Die Therapie der Hüftarthrose – wie behandelt die Schulmedizin?

Ich bin kein Freund von Cortisoninjektionen in Gelenke, die Risiken sind nicht unerheblich, aber bei Hüftarthrose können sie tatsächlich eine ganz hilfreiche Maßnahme sein. Besteht eine Beinlängendifferenz, kann diese mit Einlagen ausgeglichen werden. Manchmal liegen einer beginnenden Hüftarthrose auch Fehlstellungen zwischen dem Oberschenkelhals und dem Oberschenkelschaft zugrunde, teilweise mit einer Hüftdysplasie verbunden, dann kann eine sogenannte Umstellungsoperation erwogen werden. Wenn aber die Arthrose schon fortgeschrittener ist, ist es dafür zu spät.

Wenn die Arthrose aber fortgeschritten ist, ist die angezeigte Operation der Einbau eines künstlichen Hüftgelenks – der Hüftgelenkendoprothese. Hierzu ist ganz klar zu sagen: Die orthopädisch-chirurgische Behandlung mit der Hüftgelenkprothetik hat sich hervorragend entwickelt. Die Operationen sind schonender und schneller geworden, die Rehabilitation geht ebenfalls schneller, die Gelenke halten länger. Deshalb muss man sich heute nicht fürchten, wenn der Zeitpunkt für eine Operation gekommen ist. Wichtig ist es, den richtigen Zeitpunkt zu finden.

Drei Dinge sind hierbei zu berücksichtigen:

- Zum einen muss die Schwere der Arthrose im Röntgenbild oder MRT ermittelt werden.
- Zum anderen ist die Beeinträchtigung der Funktion, der Beweglichkeit des Gelenks und inwiefern die benachbarten Strukturen, vor allem Rücken und Kniegelenk, schon in Mitleidenschaft gezogen sind, mitentscheidend.
- Außerdem gilt es, den Schweregrad der Schmerzen zu berücksichtigen. Der richtige Zeitpunkt für eine Operation bestimmt sich nicht nur aus dem Bild und Befund, sondern vor allem auch durch den zweiten und dritten Punkt. Es ist auf jeden Fall zu empfehlen, die Operation durchzuführen, bevor die Beweglichkeit und Funktion des Hüftgelenks stark eingeschränkt ist oder Schmerzen die Lebensqualität deutlich beeinträchtigen. Denn wenn die Strukturen um das Gelenk herum in Ordnung sind, die Muskeln und Bänder in guter Funktion, dann ist auch der Erfolg der Endoprothesen-Implantation schneller und besser, das Gelenk hält sogar länger. Und Schmerzen führen nur zu

weiteren Problemen, genauso wie die fortwährende Einnahme von Schmerzmitteln. Also ist es meine Empfehlung, nicht bis zum Letzten zu warten.

Selbstverständlich sollen im Vorfeld auch bei der Hüftgelenkarthrose die vielfältigen Möglichkeiten der Naturheilkunde genutzt werden. Wenn aber die Operation doch anstehen sollte, ist es gut, die Perspektive zu wechseln. Dann geht es darum, den Erfolg der Operation und Rehabilitation wesentlich zu unterstützen und andere Gelenke gesund zu erhalten.

Die Therapie der Hüftarthrose – wie behandelt die Naturheilkunde?

1. **Physiotherapie:** Die Physiotherapie ist bei der Hüftarthrose am wichtigsten. Hier geht es vor allem um den Erhalt der Beweglichkeit und auch darum, zu verhindern, dass sich die umgebenden Gelenk- und Gewebestrukturen, Sehnen, Muskeln, Gelenkkapseln, immer mehr verkürzen und schrumpfen und in der Folge die Beweglichkeit im Hüftgelenk derart eingeschränkt wird, dass das Kniegelenk und der Rücken die Defizite auszugleichen versuchen. Da dieser Ausgleich letztlich nicht zu erreichen ist, bekommt der Patient dann auch hier Probleme.

Bei der Physiotherapie kommt es darauf an, gewisse Muskelgruppen zu kräftigen, vor allem die sogenannten Abduktoren und die Adduktoren. Einige der besten Physiotherapie-Übungen sind sehr einfach. Hier die wichtigsten Übungen:

- Pendeln im Stehen: Durch das ausladende Schwingen der Beine nach vorn und wieder zurück wird das Gelenk gelockert und der Knorpel besser genährt. Zwei bis vier Minuten schwingen, täglich wiederholen.

- Dehnen an einer Bank: Stützen Sie sich rücklings mit den Ellenbogen an einer Sitzbank, einer Truhe oder etwas ähnlich Hohem ab. Ein Bein stellen mit Sie mit dem Fuß auf, während das andere Bein kniet – dann die Hüfte nach vorne kippen, kurz halten und wiederholen.
- Hüftziehen: Diese Übung beginnt im Sitzen auf dem Boden, lehnen Sie dabei den Rücken an die Wand. Führen Sie nun die Fußsohlen beider Füße zueinander, umfassen Sie die Füße und ziehen Sie sie in Richtung des Körpers. Die Dehnung kurz halten und die Übung noch ein- bis zweimal wiederholen.
- Mobilisierung im Liegen: Liegen Sie für diese Übung entspannt, stellen Sie die Füße auf und kippen sie die zusammengepressten Knie erst zur rechten Seite, danach zur linken Seite. So wird die Hüfte gut mobilisiert.
- Dehnen im Ausfallschritt: Stellen Sie für diese Übung ein Bein auf einen Hocker, sodass sich etwa ein 90-Grad-Winkel ergibt. Achten Sie darauf, dass Sie mit dem anderen Bein nicht zu weit hinter dem Hocker stehen, sondern etwa auf gleicher Höhe. Stützen Sie sich mit den Händen auf dem hochgestellten Knie ab. Halten Sie dabei den Rücken gerade – nun führen Sie das mit den Händen umfasste Knie langsam in die Dehnung nach vorne.
- Weitere Dehnübungen: Stellen Sie sich neben einen Stuhl und halten Sie sich mit der rechten Hand an dessen Lehne fest. Nun kreuzen Sie die Beine, indem Sie das rechte hinter das linke stellen. Halten Sie beide Enden eines elastischen Bandes in der linken Hand und steigen Sie mit dem rechten Fuß in die Schlaufe des Bandes. Bewegen Sie die rechte Hüfte nun zunehmend nach rechts, während Sie gleichzeitig die linke Schulter mithilfe des Bandes immer weiter nach unten ziehen. Die Position der größtmöglichen Dehnung halten und den Körper dann in dieser Spannung aufrichten, ohne dabei die Position der Hüfte und der Schulter zu verändern. Die Übung noch einmal wiederholen.

Für die zweite Übung setzen Sie sich gerade auf einen Stuhl und legen Ihr rechtes Bein im 90-Grad-Winkel über das linke. Nun beugen Sie sich – im Hüftgelenk – immer weiter nach vorne, ohne dabei Ihren Rücken oder Ihr Becken zu bewegen. Halten Sie die Position – und drücken Sie dann mit der Kraft aus dem rechten, übergeschlagenen Bein auf das linke Bein. Die Position der Hüfte dabei nicht verändern. Die Übung einmal wiederholen.

2. **Kälte- und Wärmetherapie, Wickel:** Das Hüftgelenk ist für lokale Auflagen und Anwendungen – lokale Kälte- und Wärmeauflagen – nicht so gut zugänglich wie beispielsweise das Hand- oder Kniegelenk. Es gibt hier daher weniger Möglichkeiten der unterstützenden Therapie. Wir setzen die systemische Kältetherapie, also die Kältekammer (siehe Abb. Seite 106), ein.

Auch kann ich Kneipp-Güsse empfehlen, im Speziellen die Schenkelgüsse und die noch bis zum Becken weitergeführten kalten Untergüsse, die das Hüftgelenk miteinbeziehen.

Wickel mit Arzneipflanzen-Zusätzen können vor allem dann genutzt werden, wenn die umgebenden Strukturen in Mitleidenschaft gezogen sind und schmerzen, zum Beispiel die Außenbänder am Oberschenkel oder der Sehnenfaserstrang *Tractus iliotibialis*.

3. **Fasten und vollwertige pflanzliche Ernährung:** Fasten und pflanzliche Ernährung können vor allem dazu beitragen, Übergewicht zu normalisieren und Entzündungen, die sich sekundär ausgebildet haben, zu reduzieren. Wichtig ist eine Gewichtsreduktion oder am besten sogar Gewichtsnormalisierung letztlich aber auch für den Erfolg der Operation und die weitere Rehabilitation. Entscheidend ist die Nachhaltigkeit der Gewichtsreduktion, deshalb empfehle ich, die Ernährung gezielt umzustellen und nicht auf Diäten zu setzen. Aber auch das Heilfasten ist bei Hüftarthrose sinnvoll. Heilfasten kann eine sehr gute Initialzündung sein und trägt durch die Entzündungshemmung auch meist zu leichter Schmerzlinderung bei.

4. **Neuraltherapie:** Die Injektion von Procain oder ähnlichen lokal betäubenden Mitteln (Lokalanästhetika) kann gerade in der Umgebung des Hüftgelenks Beschwerden lindern und auch Schmerzkreisläufe unterbrechen.

5. **Akupunktur:** Die Wirkung der Akupunktur ist auch für Hüftarthrose im Sinne einer ergänzenden Therapie zur Linderung von Schmerzen und zur Verbesserung der Funktion des Gelenks belegt. Zum einen lindert die Akupunktur Schmerzen, zum anderen kann das Hüftgelenk durch die Schmerzlinderung anschließend besser physiotherapeutisch beübt werden. Dadurch bessert sich insgesamt die Funktionsfähigkeit des Gelenks. Nachteilig ist, dass die Akupunktur wiederholt werden muss, oft sind sechs bis zehn Akupunkturen die Regel – und der Effekt kann auch schnell wieder abflauen. Die Krankenkassen übernehmen in der Regel die Kosten.

6. **Bewegungstherapie:** Schwimmen und Wassergymnastik, aber auch Walking sind ideal. Bevor Sie immer weniger gehen können, benutzen Sie Geh-, Walkingstöcke, es ist gut, die Bewegungsmöglichkeiten zu unterstützen, diesen Zweck erfüllen auch Krücken oder Rollatoren. Des Weiteren ist Radeln ideal. Auch dynamisches Sitzen ist sinnvoll. Strecken Sie beim Sitzen öfter die Beine und den Rücken durch. Stundenlanges Sitzen in der gleichen Position vermeiden!

7. **Taping:** Tapes können bei Hüftarthrose auch als Ergänzung zur Physiotherapie geklebt werden.

8. **Blutegeltherapie:** Die Egeltherapie ist bei der Hüftarthrose leider nicht so wirksam wie an anderen Gelenken. Vermutlich liegt das daran, dass der Abstand zwischen der Haut, wo die Egel aufgesetzt werden, und dem Gelenk selbst einfach relativ groß ist. Das bedeutet, dass die Speichelsubstanzen der Egel nicht so gut in das Gelenk gelangen können. Die Blutegeltherapie hat also nur einen nachgeordneten

Platz bei der Hüftarthrose. Wenn nichts anderes mehr hilft, kann sie angewendet werden, aber ich informiere meine Patienten immer darüber, dass die Erfolgschance hier doch deutlich geringer ist als bei der Knie- oder Schulterarthrose. Angelegt werden vier bis sechs Egel. Es kann manchmal lohnenswert sein, weitere Blutegel an schon in Mitleidenschaft gezogene Nachbarregionen, dem unteren Rücken und dem *Tractus iliotibialis* am seitlichen Oberschenkel, anzusetzen.

9. **Heilpflanzen:** Auch die Heilpflanzentherapie kann bei der Hüftarthrose vergleichsweise nicht so viel erreichen wie bei anderen Arthrosen. Für die innerliche Einnahme kommen für akute Schmerzen die Weidenrindenpräparate infrage. Für die langfristige Therapie sind Hagebuttenextrakte zu empfehlen.

10. **Schröpfen:** Das Schröpfen wird vor allem angewandt, um die schmerzhaften Strukturen in der Umgebung des Hüftgelenks zu behandeln. Ein Beispiel sind die häufig bei Hüftproblemen vorkommenden Reizungen und Schmerzen am *Tractus iliotibialis*, dessen Sehnenfasern sich vom Beckenknochen über das Hüftgelenk abwärts zum Kniegelenk und Schienbein ziehen. Dieser Fasertrakt kann gereizt und schmerzhaft sein – dies lässt sich durch Druckschmerz am seitlichen Oberschenkel beim Betasten einfach feststellen. Häufig kann auch nicht auf der Seite geschlafen werden, weil dann die Seite schmerzt. Oft wird dann wiederum die Arthrose direkt für die Schmerzen verantwortlich gemacht. Löst man bei der Untersuchung aber durch Druck am *Tractus* Schmerzen aus, ist zunächst geklärt, dass dieser oft unangenehme Schmerz nicht direkt aus dem Gelenk kommt. Die Reizung des *Tractus iliotibialis* lässt sich hervorragend durch naturheilkundliche Therapien behandeln. Oft wird der schmerzhafte Bezirk zuerst mit Schröpfen behandelt. Geeignet sind aber auch die sogenannte Bindegewebsmassage und Faszienmassagen, die Neuraltherapie oder auch die Akupressur. Im ersten Moment tut das Schröpfen weh, aber nach und nach nimmt der Schmerz ab.

Schulterarthrose

Das Schultergelenk hat eine besondere Komplexität in unserem Körper. Bei unseren evolutionären Vorfahren, den Vierbeinern, tragen die Schultergelenke das Gewicht der vorderen Körperhälfte. Daher umfassen das Schultergelenk auch umfangreiche Muskelzüge. Mit der Entwicklung des aufrechten Ganges ist dann, wenig verwunderlich, ein Anpassungsproblem aufgetreten. Beobachten Sie einmal selbst, wie Sie Ihre Arme im Bezug zur Körperachse halten, bewegen und positionieren: Es passiert alles vor unserem Körper und bei allem, was wir tun, bewegen sich unsere Arme zu fast 100 Prozent nur in unserem vorderen Gesichtsfeld. Dies bedeutet, dass das Schultergelenk ein sehr einseitiges Bewegungsprofil hat, wofür es an sich nicht geschaffen ist.

Dadurch wird die hintere Schultermuskulatur im Alltag fast nicht mehr trainiert. Die hintere Schultermuskulatur benötigen wir, um zum Beispiel über Kopf arbeiten zu können, und hierbei merken wir dann oft, wie schnell die Muskeln ermüden, wenn wir dies seltenerweise einmal tun, zum Beispiel, wenn wir Malerarbeiten machen oder Vorhänge aufhängen. Diese Einseitigkeit der Schulterbewegung ist ein wichtiger Grund für die zunehmend häufigen Schultererkrankungen und Schulterbeschwerden. Im Gegensatz zum Hüftgelenk sitzt beim Schultergelenk der Oberarmkopf einer relativ kleinen Gelenkpfanne gegenüber und es gibt auch relativ wenig fixierende Bänder und Sehnen. Als Folge müssen die Muskeln den Oberarmkopf bei stärkeren Bewegungsauslenkungen in der richtigen Position in der Gelenkpfanne halten. Der Vorteil dieser Schultergelenkkonstruktion ist zweifellos, dass eine große Beweglichkeit entsteht, denn das Schulterblatt ist nirgends knöchern angewachsen. Durch unsere Bewegungsarmut und der nach vorn gerichteten Haltung ist aber der kräftige »Deltamuskel« (*Musculus deltoideus*) auf der Schultervorderseite bei den meisten Menschen viel stärker ausgeprägt als die Muskeln auf der Schulterrückseite, wo vier Muskeln, darunter die Muskeln *infraspinatus* und *supraspinatus*, die sogenannte Rotatorenmanschette bilden. Eigentlich sollen diese Muskeln mit ihrem Zug so auf den Oberarmknochen einwirken, dass dieser in seiner Gelenkposition stabilisiert wird und nicht vom kräftigen Deltamuskel nach oben gegen das Schulterdach gezogen wird. Aber durch die Schwäche der Gegenspieler-Muskeln passiert genau dies immer häufiger. Es kommt zu Fehlstellungen des Oberarmkopfes und in der Folge zu Diagnosen wie Rotatorenmanschettenruptur, Impingement-Syndrom (Engpass-Syndrom), Frozen Shoulder (eingefrorene Schulter, Schultersteife) und Kalkschulter.

Beim Impingement-Syndrom kommt es zu einer Enge zwischen dem Schulterdach (Supraspinatussehne und Schulterdachknochen) und dem Oberarmkopf, sodass sich bei der Armhebung nach vorn und zur Seite die Sehne und der Schleimbeutel einklemmen und Schmerzen auslösen. Das Frozen-Shoulder-Syndrom ist eine verklebende Erkrankung der Gelenkkapsel. Es kommt aufgrund entzündlicher Prozesse zu Verhärtungen und Schrumpfungen der Bindegewebsstrukturen der Gelenkkapsel und in der Folge entstehen fortschreitende, schmerzhafte Einschränkungen der Beweglichkeit des Schultergelenks. Die Ursache der Frozen Shoulder kann ein Trauma, ein Sturz, aber auch ein Impingement sein. Vor allem aber spielt chronischer Bewegungsmangel eine Rolle. Eine Besonderheit bei der Frozen Shoulder ist, dass dieses sehr intensive Schmerzbild nach Monaten bis zu zwei Jahren meist von allein wieder verschwindet. Typischerweise sind die Schmerzen in den ersten drei Monaten sehr stark, auch der Schlaf wird stark beeinträchtigt. Nach drei Monaten lassen die Schmerzen meist nach, während die Schulter zunehmend unbeweglicher wird – so kann das Gelenk nicht mehr gut gedreht werden und der Arm nicht mehr auf Schulterhöhe angehoben werden. Bei der Kalkschulter lagert sich an der Schulter, genauer an den Sehnen der sogenannten Rotatorenmanschette, Kalk ein, der zu starken Schmerzen führen kann. Auch hier ist Bewegungsmangel die Ursache. Auch diese Verkalkung kann sich bei leichteren Formen von allein auflösen.

Eine klassische Arthrose bei der Schulter heißt Omarthrose, diese betrifft dann meist das Schultereckgelenk, auch das sogenannte AC-Gelenk (Akromioklavikulargelenk). Omarthrose ist aber bei Weitem nicht so häufig wie die Knie- oder Hüftarthrose, da wir eben nicht auf den Armen laufen und die Schultern auch nicht direkt von Übergewicht betroffen sind. Die statische Belastung am Knorpel ist auch nicht so groß wie an Hand- und Fußgelenken, allerdings können die häufig vorkommenden Schädigungen an den Sehnen und Muskeln langfristig eine Arthrose fördern.

Körperbewegung und -haltung zur Prävention von Schulterarthrose

Aufgrund der geschilderten, sehr komplexen Konstruktion des Schultergelenkes, die ganz stark von der muskulären Balance abhängt, ist es für die Vorbeugung von Schulterproblemen am wichtigsten, die Beweglichkeit und Haltung des Oberkörpers und der Wirbelsäule gut zu pflegen. Die meisten Menschen, Ärzte und Wissenschaftler dazugehörend, arbeiten heute monoton mit Armen und kaum mehr Drehbewegungen oder Streckungen nach hinten. Vielfach sitzt man den Großteil des Tages über vor einem Bildschirm, beugt den Nacken vor und dreht die Schultern ein. Ganz besonders einseitig ist die Haltung beim Blick auf das Smartphone. Wenn wir dann auf einmal in eine »übertriebene« Belastung gehen, wir beispielsweise Erde im Garten schaufeln, Holz hacken oder stundenlang ein Kleinkind tragen, dann schafft dies das Schultergelenk in der antrainierten Fehlhaltung nicht und beginnt zu schmerzen und sich zu entzünden. Das Wichtigste für die Vorbeugung ist also, die Schultergelenke und den Oberkörper immer mal wieder in alle Richtungen zu bewegen, die Schultern nach oben und zur Seite zu öffnen. Ganz hervorragend für die Prävention ist Yoga, Tai-Chi oder Pilates. Oftmals gibt es bei Schulterbeschwerden auch Schmerzen in der Halswirbelsäule, also Nackenschmerzen.

Mit Schulterschmerzen kenne ich mich auch persönlich gut aus. Seit dem Studium bis heute habe ich immer mal wieder Phasen von deutlichen und anhaltenden Schulterschmerzen erlebt, die Orthopäden hatten dann »Schulter-Arm-Syndrom«, »Impingement« oder »Bursitis« (Schleimbeutelentzündung) diagnostiziert und meist Ibuprofen verschrieben. Mit der Zeit wurde mir klar, woran es liegt. Das viele vornüber geneigte Sitzen und Tippen beim Schreiben, Dokumentieren und der wissenschaftlichen Arbeit ist auf Dauer nicht günstig für die Schulter- und insgesamt die Körperhaltung. Inzwischen habe ich ein gut eingeübtes Selbsthilfeprogramm mit Yoga und einem speziellen Schulterübungsgerät (Schulterhilfe) für mich entdeckt – und ich weiß, wenn sich mal wieder Schulterschmerzen melden, dass ich wieder mehr Zeit für Übungen aufwenden muss, die sich lohnen, um Bewegungseinschränkungen und Schmerzen in den Griff zu bekommen und vorzubeugen.

Die Therapie der Schulterarthrose – wie behandelt die Schulmedizin?

Die schmerzende Schulter wird in der Orthopädie zunächst mit Physiotherapie und Schmerzmitteln behandelt. Durch die medikamentöse Schmerzlinderung wird versucht, die Möglichkeiten der Physiotherapie zu vergrößern, da sich die Schulter dann besser bewegen und behandeln lässt.

Eine Kalkschulter wird meist zuerst mit einer Stoßwellentherapie behandelt. Da diese aber durchaus schmerzhaft ist, geht dies nur bei leichten Verkalkungsgraden. Handelt es sich um eine ausgeprägte Kalkschulter, wird meist eine arthroskopische Operation (Schlüsseltechnik) angeraten. Bei der Frozen Shoulder wird oft mit Schmerzmedikamenten, mit Cortisoninjektionen in das Gelenk und Physiotherapie und manchmal auch mit Strahlentherapie behandelt. Bei einer leichteren Arthrose des Schultereckgelenkes wird meist Cortison in das Gelenk injiziert – und der Erfolg ist durchaus oftmals gegeben.

Bei sehr hartnäckigen und ausgeprägten Problemen des Schultergelenkes mit starker Schädigung der Supraspinatus-Sehne und der Muskeln werden heute auch zunehmend häufig künstliche Schultergelenke implantiert. Dabei gibt es eine handwerkliche Besonderheit, wenn die sogenannte Rotatorenmanschette nicht mehr ausreichend funktioniert: Dann wird das Gelenk umgekehrt, quasi falsch herum eingebaut. Das heißt, die Gelenkpfanne ist dort, wo vorher der Oberarmkopf saß, und umgekehrt. Dadurch entsteht eine Verlagerung der Gelenkachse nach außen – und damit kann dann der kräftige Deltamuskel das Gelenk und den Arm komplett anheben. Normalerweise braucht es dazu auch den Supraspinatusmuskel, aber nun kann der Deltamuskel dies allein übernehmen. Aber damit ergeben sich natürlich zwangsweise auch Nachteile, das Schultergelenk kann nun nicht mehr gedreht werden. Das ist im Alltag aber weniger schlimm, als es sich zunächst anhört, weil wir die meisten Drehbewegungen mit dem Unterarm und der Hand ausführen. Dennoch, eine Einschränkung bleibt.

Die Therapie der Schulterarthrose – wie behandelt die Naturheilkunde?

1. **Physiotherapie:** Am wichtigsten bei Schulterarthrose, aber eben auch allen funktionellen Problemen und Vorstufen ist die Physiotherapie. Hier geht es vor allem um die Dehnung, die Aufweitung der Beweglichkeit und darum, zu verhindern, dass Kapseln und Bänder, Sehnen und Gewebe sich weiter verkürzen und daher immer empfindlicher für Überreizungen werden. Bei der Physiotherapie ist auch vorsichtige und ausgewogene Muskelkräftigung wichtig. Einige der besten Physiotherapie-Übungen sind sehr einfach. Hier die wichtigsten Übungen:

- Stellen Sie sich mit der rechten Körperhälfte leicht schräg vor eine Wand, strecken Sie den rechten Arm nach rechts oben aus und legen Sie ihn an die Wand an. Nun drehen Sie sich mit dem Körper in aufrechter Haltung weiter nach links, während Sie gleichzeitig den rechten Arm fester an die Wand pressen. Halten Sie die Position – und wiederholen Sie anschließend die Übung noch einmal.
- Stellen Sie sich auch bei dieser Übung vor eine Wand, diesmal aber nicht leicht schräg, sondern in Schrittstellung frontal zur Wand gerichtet, strecken Sie den rechten Arm ganz nach oben aus und lehnen Sie ihn gegen die Wand. Drücken Sie bei aufrechter Körperhaltung den Arm nun immer näher und fester gegen die Wand. Versuchen Sie, im Verlauf der Übung mit der Schulter auch immer näher an die Wand heranzukommen. Die Position kurz halten – und die Übung im Anschluss noch einmal wiederholen.
- Legen Sie Ihre rechte Hand auf die linke Schulter und heben Sie den Ellenbogen auf Schulterhöhe an. Fassen Sie nun mit der linken Hand den rechten Ellenbogen und ziehen Sie ihn in Richtung der linken Schulter. Halten Sie Maximalposition für einen Moment. Im Anschluss wechseln Sie die Seite und beginnen Sie nun mit der linken Hand auf der rechten Schulter, Ellenbogen auf Schulterhöhe, mit der rechten Hand den linken Ellenbogen in Richtung der rechten Schulter ziehen. Die Übung auf beiden Seiten dann noch einmal wiederholen.
- Pendeln Sie mit den Armen seitlich am Körper gleichmäßig und konzentriert hin und her. Steigern Sie diese Bewegungsübung, indem Sie zusätzlich Gewichte in beide Hände nehmen, zum Beispiel kleine Walking-Hanteln mit Handschlaufen oder kleine PET-Flaschen (500 ml), und mitschwingen lassen.
- Die kleinen Hanteln oder Flaschen können Sie nun auch in der nächsten Übung sinnvoll einsetzen. Legen Sie sich bäuchlings auf eine Gymnastikmatte, umfassen Sie mit jeder Hand ein kleines Gewicht und strecken Sie die Arme in Form eines V über

den Kopf aus. Achten Sie auf Ihre Körperspannung, spannen Sie das Gesäß an und heben Sie die abgespreizten Arme – langsam hebend und wieder senkend – mehrmals hintereinander vom Boden ab.

2. **Bewegungstherapie:** Wohltuend für die Schulter sind (gemäßigtes) Schwimmen, Wassergymnastik und auch Spazieren gehen mit pendelnden Armen. Sie können auch die eben erwähnte Pendelübung mit den kleinen Gewichten in einen Spaziergang einbauen.

In der Klinik verwenden wir für Schulterübungen auch spezielle Trainingsgeräte (Helparm), die das Schultergelenk entlasten und es gleichzeitig in die richtige Übungs- und damit Muskelkräftigungsposition bringen. Auch für das selbstständige Üben zu Hause gibt es Übungsgeräte zu kaufen (Schulterhilfe). Ich empfehle diese sehr gerne und mit gutem Erfolg meinen Patienten.

3. **Kälte- und Wärmetherapie, Wickel, Einreibungen:** Bei Schulterproblemen können sowohl die systemische und lokaler Hyperthermie als auch die systemische Kältetherapie mit Kältekammer sehr hilfreich sein. Auch lässt sich das Schultergelenk ergänzend mit warmen Wickeln und Auflagen behandeln. Ich setze gerne warme Bockshornkleewickel, kühlende Retterspitzwickel und diverse Einreibungen, zum Beispiel mit Arnikaölen und Salben, Aconitöl oder Beinwell, ein.

Hingegen ist die innerliche Heilpflanzentherapie mit Extrakten bei Schulterproblemen meist entbehrlich.

4. **Manuelle Therapie:** Die klassische Physiotherapie kann sehr gut und synergistisch mit der manuellen Therapie ergänzt werden. Hier können die verkürzten Strukturen vorsichtig gelockert und mobilisiert werden. Neben der klassischen manuellen Therapie eignen sich auch Osteopathie und Ayurveda-Massagen.

5. **Ernährung und Fasten:** Übergewicht spielt bei der Schultertherapie eine weniger bedeutende Rolle als bei anderen Gelenken. Aber eine gesunde Ernährung, wie ich sie auf Seite 69 ff. empfehle, und bei Übergewicht eine Gewichtsnormalisierung haben generell einen entzündungshemmenden Effekt und sind daher sinnvoll. Das Heilfasten mit seiner sehr starken Entzündungshemmung wirkt oft sehr gut im Rahmen einer Klinik- oder Kurbehandlung, wo verschiedene Therapieverfahren parallel eingesetzt werden (multimodale Therapie). Es können dann auch Schmerzmittel reduziert werden.

6. **Neuraltherapie:** Die Injektion von Procain oder ähnlichen lokal betäubenden Mitteln kann in der Umgebung des Schultergelenks und der Bizepssehne Beschwerden lindern und auch Schmerzkreisläufe unterbrechen. Meist wird auch die Halswirbelsäule mitbehandelt, was die Wirkung verstärkt.

7. **Akupunktur:** Die Wirkung der Akupunktur ist für die Schulterarthrose, aber auch die weiteren schmerzhaften Syndrome des Schultergelenkes durch Studien nachgewiesen. Meist werden lokale und entfernt liegende Punkte nach einem vorgegebenen Plan genadelt. Faszinierend ist für mich manchmal die Wirkung der Akupunktur am »Schulterpunkt Ma 38«. Vielfach habe ich es erlebt, dass unmittelbar nach Akupunktur dieses Punktes das Gelenk sofort besser bewegt werden kann und Schmerzen nachlassen. Eine präzise wissenschaftliche Erklärung für einen solchen Soforteffekt gibt es hier nicht. Wie immer aber gilt, wer heilt, hat erst einmal alles richtig gemacht.

8. **Taping:** Tapes können bei Schulterschmerzen und Schulterarthrose die Physiotherapie sinnvoll ergänzen.

9. **Blutegeltherapie:** Die Blutegeltherapie ist auch bei Schulterschmerzen und Schulterarthrose eine vielversprechende Behandlung. Zwar wurden in dieser Indikation bislang keine

wissenschaftlichen Studien durchgeführt, in unserer mehr als zwanzigjährigen Erfahrung und auch der anderer naturheilkundlicher Abteilungen konnte aber sehr oft eine gute Schmerzlinderung und Entzündungshemmung erzielt werden, die Wochen bis Monate anhält – und damit auch der Physiotherapie weitere Therapie- und Bewegungsspielräume eröffnet. Angesetzt werden vier bis sechs Blutegel um das Gelenk verteilt.

10. **Schröpfen:** Das Schröpfen, klassisch mit Schröpfköpfen oder auch mit einem Gerät, kann sowohl für die umgebende Muskulatur direkt am Schultergelenk als auch für den Nackenbereich und die Bizepssehnen sehr beschwerdelindernd wirken (siehe Abb. Seite 114). Das Bindegewebe und die Faszien werden dadurch sanft gelöst und bearbeitet. Wie immer gilt beim Schröpfen: Im ersten Moment tut es etwas weh, aber nach und nach werden die Schmerzen besser.

Sprunggelenk- und Fußarthrose

Als Zweibeiner, die wir sind, leisten unsere Füße das ganze Leben hindurch Enormes. Jeder Schritt, jede Bewegung mit den Fuß- und Zehengelenken ist ein komplexes Zusammenspiel zahlreicher Knochen. Rechnet man alles zusammen, findet sich ein Viertel unserer Knochen an den Füßen, dazu kommen etwa 50 Muskeln und 100 Bänder. Auch die Verbindung vom Fuß zum Unterschenkel ist komplex, das Sprunggelenk ist zweigeteilt in ein oberes und ein unteres Sprunggelenk. Das obere ist sehr fest und stabil und ermöglicht, den Fuß zu heben und zu senken, das untere ermöglicht, den Fuß seitlich anzuheben – alles zusammen ist ein erstaunliches Wunderwerk mechanischen Zusammenspiels.

Aber die Alltagsbedingungen für unsere Füße haben sich in unserer Evolution nicht zum Guten entwickelt. Das, was für die Füße am gesündesten wäre, ist selten geworden: barfuß über unebenes Gelände laufen, klettern und abwechselnde Bewegungsmuster. All das machen wir kaum noch, stattdessen werden die Füße meist den ganzen Tag in Schuhe weggepackt, oftmals auch noch unter schwierigen Bedingungen durch Absätze oder eine enge Passform. Kein Wunder also, dass viele Menschen moderner Gesellschaften irgendwann Probleme mit den Füßen bekommen. Senkfuß, Spreizfuß, Plattfuß – all diese Fehlformen der Füße finden sich nur selten bei indigenen Völkern, aber inzwischen bei der überwiegenden Mehrheit unserer Bevölkerung. Hingegen ist das Sprunggelenk, das genauso wie die Kniegelenke das ganze Gewicht des Körpers zu tragen hat, nicht so anfällig für Arthrose. Wenn eine Arthrose dort auftritt, ist es meist Folge einer früheren Verletzung oder ausgeprägter Fußfehlstellungen.

Wir können unsere Lebensbedingungen nun nicht völlig ändern, und barfuß laufen auf der schmutzigen Asphaltstraße mit der Gefahr von Glassplittern ist auch keine sinnvolle Empfehlung. Aber eine Empfehlung oder Bitte möchte ich dennoch formulieren:

- Wann immer Sie können, ob zu Hause, am Strand oder auf der Wiese: Laufen Sie barfuß! Am besten auch mal bergab und bergauf. Wenn Sie empfindliche Fußsohlen oder Angst vor Wespen oder Stacheln haben, dann versuchen Sie sogenannte Barfußschuhe. Und wechseln Sie öfter Ihre Schuhe, am besten sogar öfter am Tag. Stimulieren Sie Ihre Fußsohlen auch mit Fußrollern, durch Kneten der Füße oder einfach nur durch Zehenbewegungen. Durch alle diese Bewegungen können Sie Problemen an Ihren Füßen zumindest etwas vorbeugen – übrigens auch dem Fersensporn, der viele Menschen quält. Die Reizung der Fersenknochenhaut kommt eben auch durch zu viel Druck an den Fersen, eine gestörte Statik beim Stehen und Laufen zustande.

Gesundes Barfußlaufen

Wie gesund das Barfuß laufen für unsere Füße ist, darauf machte der Harvard-Biologe Daniel Lieberman in einem berühmten Fachartikel mit dem Titel »Born to run« 2004 in der renommierten Zeitschrift *Nature* aufmerksam. Lieberman bemerkte, dass wir Menschen seit Hunderttausenden oder gar Millionen von Jahren ohne Schuhe gelaufen sind. Die ersten Schuhe haben Archäologen auf die Zeit vor 40 000 Jahren datiert, die ersten dünnen Sandalen vor 10 000 Jahren und Mokassins vor 5000 Jahren. Dann begann der Siegeszug der Schuhe. Heute wirkt es pikierend und unhygienisch, wenn ein Mensch barfuß läuft. Und auch hat sich, angetrieben durch die Werbung der Schuhindustrie, der Glaube durchgesetzt, dass besonders weiche und komfortable Schuhe gesund für unsere Füße wären. Das Gegenteil ist der Fall!

Unsere Fußsohlen sind mit einer großen Zahl von Sensoren ausgestattet, die die Nervenreflexe dann zu Muskelanspannung und -entspannung führen. Das stärkt das Fußgewölbe und das gesunde Zusammenspiel der Muskeln, Bänder und Sehnen. Sperren wir die Füße nun den ganzen Tag in Schuhe ein, werden sie dort ruhig gehalten – und keinerlei sensitive Reize erreichen mehr unser Gehirn. Daher sind dicke und weich gepolsterte Schuhe nicht gesund für unsere Füße.

Dass wir uns beim Barfußlaufen nicht verletzen, dafür sorgt der Körper ebenfalls. Er bildet Hornhaut. Diese wird zwar inzwischen kosmetisch nicht mehr geliebt, sie ist aber eine hervorragende angepasste Möglichkeit, dort genau die Haut zu verdicken, wo eine Verletzungsgefahr besteht. In den USA gibt es nun schon eine große Fangemeinde von Ultramarathon-Barfußläufern. Das ist wahrscheinlich auch übertrieben. Aber eindeutig ist, dass Athleten und Sportler, überall, wo es darauf ankommt, fein und muskelstark zu agieren, barfuß unterwegs sind: Kampfsportkünstler, Tänzer, Turner oder Yoga-Praktizierende. Dann kann der Fuß sein sensibles Potenzial voll entfalten, nämlich seinen kinästhetischen Sinn: der es den Surfer auch spüren lässt, wie er das Brett steuern muss, und den Fußballer, wie er den Ball genau dort hinzirkelt, wo er hin soll. Denn der Fuß ist eben nicht nur unser direkter Bodenkontakt, ein Fortbewegungsmittel, sondern auch ein Wahrnehmungsorgan.

Auch was die schiere Menge an Strukturen und ihr Zusammenspiel anbelangt, erfüllt der Fuß Superlative: 26 Knochen, zwei Sesambeine, die das Großzehengelenk vor Reibung durch Sehnen schützen, 33 Gelenke und mehr als 100 Bänder und viele kleine Muskeln kommen im Fuß zusammen. Sie spannen auch das Fußgewölbe. Durch das Fußgewölbe können wir abfedern und beim Auftreten Sprungenergie speichern, die uns dann beim Abstoß Kraft gibt. Bei alldem wundert es nicht, dass Kinder, die mehr barfuß laufen, besser springen und balancieren können und später im Leben anatomisch besser geformte Füße aufweisen. Es gilt also wieder das bekannte Gesetz der Physiologie und Sportmedizin: »Use it or loose it«. Wenn wir dem Fuß all seine Arbeit abnehmen, wird er passiv, er verformt sich, es entstehen Platt- und Senkfüße. Und Verformung bedeutet am Ende immer auch mehr Fehlbelastung, Entzündung, Abnutzung und Schmerzen.

Eine weitere ungünstige Errungenschaft der modernen Schuhfabrikationen ist das Auspolstern der Ferse. Dadurch wird zwar der Stoß- und Aufprall bei jedem Schritt weicher, der Fuß hat aber auch keine Veranlassung mehr, auf andere Weise für einen weichen Auftritt zu sorgen. Barfußläufer treten automatisch mehr mit dem Vorfuß als mit der Hacke auf. Auch der häufige Fersensporn ist Folge einer Überlastung der Fußsohlenbänder. Daher sollte bei der Therapie auch die ganze Funktion des Fußes mit berücksichtigt werden.

Meine Empfehlungen für Schuhe und das Laufen:

- Je häufiger und öfter Sie barfuß laufen und rennen, desto leichter gewöhnen Sie sich eine andere, natürliche und gesündere Laufstatik an. Starten Sie aber langsam, damit es nicht anfänglich zu einer Überlastung oder Verletzung kommt.

- Bewegen Sie sich abwechslungsreich: mal auf den Vorfüßen, mal hüpfen, auf einem Bein stehen oder rückwärts laufen. All das stärkt die Muskulatur des Fußes.
- Tragen Sie keine zu weichen, bequemen Schuhe. Die Sohle sollte möglichst dünn und durchlässig sein, sodass man den Untergrund etwas spürt. Barfußschuhe sind zwar auch Schuhe, aber erlauben noch mehr Bodenkontakt für die Sensoren an der Fußsohle und sind auch eine gute Abwechslung. Wechseln Sie öfter Ihre Schuhe, am besten auch während des Tages.
- Entsorgen Sie Ihre Hausschuhe! Den Fuß wärmen auch Socken und Strümpfe, damit hat Ihre Fußsohle besseren sensorischen Kontakt mit dem Boden.

Hallux valgus und Hammerzehen

Spezielle Probleme an den Füßen sind der Hallux valgus (Ballenzeh) und die Hammerzehen. Der Hallux valgus ist durch Erbfaktoren, schwaches Bindegewebe, falsche oder einseitige Fußbelastung und ungeeignetes Schuhwerk, vor allem mit hohen Absätzen, bedingt. Kommt zu viel Druck auf den Vorfuß, weicht die Großzehe nach außen aus und der Sehnenzug verstärkt auf Dauer diese Fehlstellung. Der Mittelfußknochen drängt gleichzeitig nach innen und das Köpfchen des Mittelfußknochens bildet dann einen sich nach außen verlagernden Ballen. Anfänglich macht der Hallux valgus noch keine Probleme, mit der Zeit allerdings können immer mehr Schmerzen und auch eine Arthrose auftreten, sodass eine Operation möglicherweise unvermeidlich wird.

Die Hammerzehen sind Folge des Spreizfußes, wenn das Fußgewölbe abflacht – und hierdurch werden dann zum Ausgleich einzelne Zehen hochgedrückt. Die beste Therapie ist also, das Fußgewölbe aktiv zu trainieren und die Muskeln so zu stärken, dass das Fußgewölbe sich wieder aufbaut. Kommt es jedoch zu orthopädischen Problemen an den Füßen und Sprunggelenken, ist orthopädisch und naturheilkundlich jeweils sehr individuell vorzugehen.

Die Therapie der Sprunggelenk- und Fußarthrose – wie behandelt die Schulmedizin?

Orthopädisch wird zunächst mit Physiotherapie und auch geeigneten Einlagen sowie speziellen Bandagen und Orthesen (z.B. beim Hallux valgus mit sogenannten Spreizschienen) behandelt, diese ändern zwar nichts an der Fußform, können aber Schmerzen lindern. Zur weiteren Schmerztherapie werden Schmerzmittel und lokal entzündungshemmende Salben und Einreibungen eingesetzt. Manchmal werden Injektionen mit Cortison vorgenommen und selten, bei sehr starken Schmerzen, die nicht ausreichend behandelbar sind, eine Radiosynoviorthese (RSO), also eine Bestrahlung, mittels der Gelenkinnenhaut verödet wird. Sind die Möglichkeiten ausgeschöpft, wird operativ mit jeweils spezifischen Techniken für die unterschiedlichen Gelenke behandelt. Die Rehabilitation ist meist etwas langwierig, da Wunden an den Füßen mühsam heilen.

Die Therapie der Sprunggelenk- und Fußarthrose – wie behandelt die Naturheilkunde?

Die Naturheilkunde versucht, das natürliche Laufen wiederzuentdecken. Schon Pfarrer Kneipp empfahl das Barfußlaufen. Heute gibt es mit sogenannten Barfußschuhen Möglichkeiten, die Fußsohle zu schützen und dennoch das Fußgewölbe und die Muskeln des Fußes aktiver am Gehen zu beteiligen.

Für die Schmerztherapie setzt die Naturheilkunde bei Fuß- und Sprunggelenkschmerzen verschiedene Methoden ein:

1. **Fasten und Ernährung:** Auch hier gilt, dass sich mit einer grundsätzlichen Stoffwechselverbesserung, Gewichtsreduzierung und der entzündungshemmenden Wirkung, die das Fasten bewirkt, und mit vollwertiger, pflanzenbasierter Ernährung ein Basiseffekt erzielen lässt, auf den die weiteren Verfahren dann aufbauen können.

2. **Blutegeltherapie:** Zwar ist die Blutegeltherapie beim Sprunggelenk nicht ganz so stark wirksam wie bei der Kniegelenkarthrose oder der Daumenarthrose, dennoch ist ein Versuch vielfach lohnenswert. Meist werden zwei bis drei Blutegel an den maximal schmerzhaften Stellen angesetzt.

3. **Wickel mit Quark:** Die kühlende Wirkung des Quarkwickels (siehe Abb. Seite 96/97) bei akuten Schmerzen, die mit Schwellung und/oder Rötung einhergehen, führt zu Beschwerdelinderung.

4. **Lokale Therapie mit Pflanzenextrakten:** Einreibungen und Auflagen mit Heilpflanzenextrakten sind oftmals hilfreich bei Sprunggelenkschmerzen: Zu empfehlen sind Retterspitzwickel mit Rosmarin, Einreibungen mit Aconitöl. Unter den Salben sind vor allem Zubereitungen mit Arnika oder Beinwell symptomatisch lindernd. Auch Olivenöleinreibungen können versucht werden. Manche Salben enthalten auch Kombinationen verschiedener, weiterer Pflanzenextrakte wie Calendula (Ringelblume), Hamamelis (Zaubernuss) und Johanniskraut (Rotöl).

5. **Taping:** Auch Taping wirkt bei Fuß- und Sprunggelenkarthrose oftmals entlastend (siehe Abb. Seite 120).

6. **Massagen:** Oftmals ist auch mit Fußmassagen und Fasziendehnungen Beschwerdelinderung erzielbar. Ideal ist eine Kombination aus trainierenden Fußübungen und nachfolgender Massage bzw. manueller Therapie.

7. **Akupunktur:** Hierbei erfolgt vor allem die Akupunktur der maximal schmerzhaften Stellen. Die Akupunktur dient vor allem der kurzfristigen Schmerztherapie, bis der Effekt der Physiotherapie und der anderer Verfahren greift.

8. **Physiotherapie:**
Dies sind meine favorisierten Fußübungen:

- Fußkreisen: Fußkreisen gehört zu den »ungewöhnlichen« Bewegungen, die Sie in Ihr tägliches Bewegungsprogramm einbauen sollten. Einfach im Sitzen oder im Einbeinstand erst den einen Fuß links herum, dann rechts herum kreisen lassen, anschließend den Fuß wechseln. Mehrmals wiederholen.
- Dehnung und Muskelkräftigung durch Zehenstand: Auch der Zehenstand ist eine tolle leichte Übung, die sehr effektiv ist. Stellen Sie sich dabei – am besten barfuß – auf die Zehenspitzen, halten Sie den Zehenstand etwa zehn bis 15 Sekunden und senken Sie nun die Ferse wieder auf den Boden ab. Diesen Zehenstand sollten Sie zehnmal hintereinander machen und ruhig öfter am Tag! Versuchen Sie auch den Zehenspitzengang, dies verstärkt den Effekt.
- Dehnen Sie täglich Ihre Zehen: Ziehen Sie die Zehen einmal täglich zu sich heran und nach kurzem Verharren in dieser Position beugen Sie sie anschließend zur Fußsohle hinunter. Versuchen Sie dabei, alle Zehen einzeln zu bewegen und jeweils etwa zehn Sekunden in jeder Position zu verweilen.
- Wackelbrett: Für das Training des Fußapparates, aber auch insgesamt der Koordinationsfähigkeit, gibt es beim Physiotherapeuten oder Training spezielle Wackelbretter, auf denen sich balancieren lässt. Auf diese »schiefe Ebene« stellt man sich mit leicht geöffneten Beinen und parallel stehenden Füßen. Der Körper trainiert sich wie von selbst.
- Zehenspreizen: Hier wird's knifflig: Stellen Sie einen Fuß fest auf und drücken Sie den großen Zeh gegen den Boden, während Sie versuchen, den kleinen Zeh dieses Fußes nach oben

»abzuheben«. Den Fuß dabei nicht verdrehen, sondern fest stehen lassen.

- Schreiben: Versuchen Sie eine Unterschrift mit Ihren Füßen! Die Übung macht's! Beginnen Sie mit einfachen Schreibübungen per Fuß in Druckbuchstaben.
- Greifen und Aufheben: Mit den Füßen lässt sich auch greifen. Versuchen Sie, kleinere Gegenstände (Radiergummi, Stift usw.) mit dem Fuß vom Boden aufzuheben. Die Greifübungen mehrmals wiederholen.

Daumen-, Finger- und Handarthrose/Fingerpolyarthrose

Die Arthrosen der Fingermittel- und -endgelenke sind die häufigste Form von Arthrose am Bewegungsapparat überhaupt. Die Ursache für die Entzündung und Abnutzung dieser Gelenke bleibt unklar. Als Ursache mehr oder weniger ausgeschlossen ist die statische und Gewichtsbelastung bei der Fingerpolyarthrose, da die Finger wenig Gewicht zu tragen haben und die Polyarthrose der Finger auch häufig bei Menschen vorkommt, die gar keine berufliche Überlastung der Finger haben. Zudem spielt es keine Rolle, ob man Rechts- oder Linkshänder, die Arthrosehäufigkeit ist davon unabhängig. Insofern ist die Fingerpolyarthrose auch ein Beleg dafür, dass eine Arthrose nicht nur eine Abnutzungserkrankung darstellt. Man weiß um einen gewissen Vererbungsprozess, der für eine familiäre Häufung von Arthrosen an den Händen verantwortlich sein kann. Frauen sind rund zehnmal häufiger von dieser Arthroseform betroffen als Männer. Es wird schon länger vermutet, dass bei Frauen die hormonelle Umstellung nach den Wechseljahren ursächlich eine Rolle spielt. Unter Östrogentherapie, die aber wegen des erhöhten Herzinfarkt- und Krebsrisikos nicht mehr empfohlen werden kann, ist die Häufigkeit der Polyarthrose reduziert.

Seltener können solche Zerstörungen an den Fingergelenken auch nach Unfällen auftreten.

Fingerarthrosen können entweder isoliert auftreten oder aber im Rahmen einer sogenannten Polyarthrose, das heißt einer Arthrose, die mehrere Gelenke am Körper betrifft. Am Grundgelenk sind die Arthrosen eher selten. Meistens liegt bei einer solchen Gelenkzerstörung eine entzündliche Ursache vor. Oftmals ist diese Fingerpolyarthrose sehr schmerzhaft und muss dann diagnostisch auch vom entzündlichen Rheumatismus, der rheumatoiden Arthritis, differenziert werden. Für einige Menschen, die für ihren Beruf das feine Spiel der Finger benötigen, ist die Fingerarthrose eine Katastrophe. Immer wieder sind Pianisten oder Gitarristen in meiner Sprechstunde, die Sorgen um ihre Existenz haben. Neben den Schmerzen und Funktionseinschränkungen ist für viele Menschen aber auch die typisch sichtbare Verformung der Fingergelenke störend und verunsichernd.

Rhizarthrose

Noch stärker die Lebensqualität beeinträchtigend ist meist die Arthrose des Daumensattelgelenkes, die Rhizarthrose. Erst wenn man eine Entzündung oder schmerzhafte Einschränkung der Beweglichkeit im Daumensattelgelenk hat, begreift man und weiß man, wofür man dieses Gelenk benötigt: vom Flaschen- und Dosenöffnen, generell dem Zugreifen, aber auch Schreiben bis hin zum Anziehen. Daher sind hier Betroffene besonders häufig verzweifelt auf der Suche nach einer Therapie.

Eine gezielte Prävention ist für die Fingerpolyarthrose nicht bekannt. Aus Sicht der Naturheilkunde möchte ich aber eine vegetarische Ernährung und regelmäßiges Fasten empfehlen, sei es als Intervallfasten oder gelegentliches Heilfasten. Durch beide Maßnahmen werden grundsätzlich Entzündungsprozesse im Körper reduziert.

Die Therapie der Daumen-, Finger- und Handarthrose – wie behandelt die Schulmedizin?

Zunächst wird konservativ, also ohne Operation, behandelt. Unglücklicherweise gibt es aber nicht sehr viele konservative Therapiemöglichkeiten. Von Bedeutung ist – wie auch in der Naturheilkunde – die Ergotherapie, hier werden vor allem auch Bewegungen in Materialbädern, in heißem Wasser oder auch in Linsen- und Sandbädern eingesetzt. Sobald die Arthrose mehr und mehr zunimmt, werden manchmal Hilfsmittel und Schienungen verordnet. Es werden auch manchmal Injektionen in die Gelenke vorgenommen, allerdings haben diese nicht die guten Erfolge wie an den größeren Gelenken.

Wenn die Funktion auch dadurch nicht mehr zu verbessern ist, werden operative Gelenkkorrekturen durchgeführt, oft auch Versteifungen, vor allem an den Fingerendgelenken. Die Beweglichkeit ist hierdurch nicht sehr stark eingeschränkt – und dafür ist der Finger wieder gerade und der Schmerz meist weg. Auch werden zunehmend Gelenkendoprothesen eingesetzt, der Erfolg hält sich aber noch in Grenzen. Generell erzielen Operationen an den Fingern eher bescheidene Erfolge, vermutlich liegt dies an den komplexen Bewegungsabläufen und den feinen Strukturen der Finger.

Die Therapie der Daumen-, Finger- und Handarthrose – wie behandelt die Naturheilkunde?

1. **Ergotherapie:** Bei der naturheilkundlichen Ergotherapie werden Bewegungsübungen, vor allem in warmem Wasser oder warmen Materialien praktiziert:

- Heißes Wasserbad
- Paraffin: Die Hände werden in warmes, flüssiges Paraffin (ähnlich Wachs) getaucht und nach dem Herausziehen bleiben sie

mit einer dünnen, warmen Paraffinschicht bedeckt. Es werden dann noch Handschuhe angezogen, um die Wärme länger zu halten. Paraffin-Produkte und -Bäder sind im Fachhandel und in Apotheken erhältlich.

- Heißes Sandbad (Psammotherapie): Geräte für ein heißes Sandbad kann man im Fachhandel kaufen.
- Linsenbäder (siehe Abb. Seite 62): Die Greifübungen im warmen Linsenbad lassen sich auch zu Hause machen. Rohe Linsen werden in einer feuerfesten Schüssel im Backofen leicht erwärmt, bis die Temperatur angenehm für die Hände erscheint. »Vergraben« Sie beide Hände nun im Linsenbad, und während Sie die wohltuende Wärme spüren, sollten Sie Greifübungen in den Linsen ausführen.
- Rapsbäder: Für den Hausgebrauch eignen sich auch Rapsbäder. Man braucht dazu Rapssamen (aus der Apotheke), die im Backofen erwärmt werden. Die warmen Samen in eine Schüssel geben und die Hände unter Bewegungen zehn Minuten darin »baden«. Ebenso eignen sich dafür auch Linsen- und Sandbäder (siehe oben).
- Heißer Hand- und Fingerumschlag: Dafür wird ein Baumwoll- oder Leinentuch (z.B. Geschirrtuch) in ein ca. 45 Grad Celsius warmes mit Rosmarinöl und einem Schuss Milch (ergibt eine Emulsion) versetztes Wasserbad getaucht, gut ausgewrungen um die Hand gelegt, mit einem weiteren wärmenden Tuch abgedeckt und für ungefähr zehn Minuten auf der Hand belassen. Der heiße Umschlag verbessert die Beweglichkeit der Finger- und Handgelenke.

2. **Physiotherapie:** Die Physiotherapie ist von großer Bedeutung, um die Beschwerden zu lindern, um auch das Fortschreiten von Bewegungseinschränkungen zu bremsen. Hier die wichtigsten Übungen:

- Schwammausdrücken: Nehmen Sie für diese Übung einen nicht zu harten Küchenschwamm, den sie gut umfassen können, und tauchen Sie ihn in eine Schüssel mit warmem Wasser.

Anschließend drücken Sie ihn fest in Ihrer Faust zusammen – mehrmalige Wiederholungen trainieren die Beweglichkeit der Hand.

- Fingerziehen: Um Schmerzen in den Fingern zu lindern, kann auch die folgende Übung wirkungsvoll sein: Ziehen Sie mit der einen Hand einzeln an den gestreckten Fingern der anderen Hand, sodass die Gelenke beim »Auseinanderziehen« sanft gelockert werden.
- Handkreisen: Handkreisen gehört zu den »ungewöhnlichen« Bewegungen, die Sie in Ihr tägliches Bewegungsprogramm einbauen sollten. Lassen Sie dabei gleichzeitig für wenige Minuten beide Hände nach innen und dann nach außen kreisen und wechseln Sie, sooft Sie wollen, die Richtungen.
- Handspreizen: Nachdem Sie als Vorübung schon den Schwamm gedrückt haben (siehe oben), können Sie nun die Hände ohne Hilfsmittel zu einer Faust ballen, sie anschließend weit aufspreizen und wieder zu einer Faust zusammenziehen. Übung mehrmals wiederholen.

3. **Massagen:** Die Finger zu kneten und zu massieren ist meist beschwerdelindernd und wirkt auch nachhaltig. Sie können auch selbst Rollmassagen durchführen. Hierzu nehmen Sie einen Massageball oder einen Golfball unter die Handflächen und rollen ihn auf einem Tisch. Rollen Sie in alle Richtungen und drücken Sie gerade so stark auf den Ball, dass es gerade leicht schmerzhaft ist.

4. **Ernährung und Fasten:** Aus Erfahrung der Naturheilkunde können auch die Ernährung und das Heilfasten eine gewisse Besserung erzielen. Vor allem geht es hier um eine langfristige Ernährungsumstellung hin zu einer Vollwerternährung, möglichst pflanzenbasiert. Heilfasten kann durch seine starke antientzündliche Wirkung gerade bei Arthroseschüben den Schmerz durchbrechen und Besserung erzielen. Oftmals beruhigt sich dann auch das Arthrosegeschehen mit der Zeit – gerade, wenn dazu eine Ernährungsumstellung erfolgt ist.

Wie auch bei der Kniearthrose empfehle ich den Verzehr besonders entzündungshemmender Nahrungsmittel: Blaubeeren und andere dunkle Beeren, Erdbeeren, reichlich Gewürze einschließlich Kurkuma, Chili und Kreuzblütler (siehe Seite 73 ff.).

Achten Sie zudem auf eine basisch betonte Ernährung. Gegebenenfalls ist auch ein Versuch mit Basenpulver oder Basentabletten eine Option.

5. **Heilpflanzentherapie:** Einreibungen mit Pflanzenölen (Heilpflanzentherapie) sind beschwerdelindernd und bremsen die Entzündung. Ich empfehle vor allem Rosmarinöl, Arnikaöl, Schwarzkümmelöl und Beinwellessenzen. Ebenso können Einreibungen mit etwas Olivenöl zur Beschwerdelinderung beitragen.

Auch die innerliche Einnahme von Extrakten mit Hagebutte oder Kurkuma empfehle ich häufig. Wenn die Fingergelenke stark entzündet sind und schon fast wie eine rheumatische Entzündung (aktivierte Arthrose) wirken, kann auch ein Therapieversuch mit Weihrauchextrakten sinnvoll sein: über drei Monate einnehmen und dann beurteilen, ob es hilft.

6. **Blutegeltherapie:** Die bei Fingerarthrose besonders häufig betroffenen Fingerendgelenke kann man aufgrund der dünnen Hautschicht meist weder akupunktieren noch Blutegel ansetzen. Gut zugänglich für die Blutegeltherapie ist aber das Daumensattelgelenk und dessen Arthrose (Rhizarthrose). Hier können hervorragende Beschwerdebesserungen erzielt werden. Die Wirksamkeit der Blutegeltherapie bei Rhizarthrose konnten wir auch in einer wissenschaftlichen Studie belegen.

7. **Fingerbandagen und -schienen:** Unterstützend empfehle ich auch Finger- und Daumenbandagen oder -schienen, die im Sanitätshaus erhältlich sind. Sie können sowohl beschwerdelindernd helfen als auch das Fortschreiten der Erkrankung verzögern.

8. **Extratipp:** »Kohlsmoothie« im Handschuh: Sie benötigen hierzu wasserdichte Haushaltshandschuhe oder medizinische Handschuhe. Bereiten Sie einen kleinen Smoothie aus Weiß- oder Wirsingkohl zu, geben Sie diesen dann in die Handschuhe. Bis zu zwei Stunden sollten Sie diese Handschuhe tragen.

Ellenbogengelenkarthrose

Arthrose am Ellenbogengelenk ist sehr selten. Häufig aber macht das Ellenbogengelenk nach Verletzungen Probleme. Das häufigste Problem am Ellenbogen ist der Tennisarm – der eigentlich Tennisellenbogen heißen müsste – und der Golfarm. Es handelt sich dabei um schmerzhafte Entzündungen beziehungsweise Überreizungen durch zu einseitige oder zu starke Belastungen – dies muss natürlich nicht immer Golf oder Tennis spielen sein. Häufiger ist heute eher die Arbeit am PC mit der Maus die Ursache des Tennisellenbogens. Dabei sind die Fingerstreckmuskeln am äußeren Oberarm, dem *Epicondylitis lateralis*, betroffen.

Beim Golfarm sind es die Fingerbeugemuskeln, die an der Innenseite des Ellenbogens ansetzen und sich dann entzünden, die *Epicondylitis medialis*.

Die Therapie der Ellenbogengelenkarthrose – wie behandelt die Schulmedizin?

Schulmedizinisch wird mit Cortisoninjektionen, der Ruhigstellung bis zum Eingipsen und auch mit Magnetfeldtherapie behandelt.

Inzwischen werden auch künstliche Ellenbogengelenke implantiert, aber es bleibt ein eher seltenes Vorgehen und wird nur von spezialisierten Orthopäden durchgeführt. Ein Nachteil ist die geringe Belastbarkeit dieser Ellenbogenprothesen.

Die Therapie der Ellenbogengelenkarthrose – wie behandelt die Naturheilkunde?

Die Naturheilkunde kennt einige Behandlungen für die Ellenbogenentzündungen.

1. **Physiotherapie:** Die wichtigste Therapie ist die Dehnung, hier gibt es gute physiotherapeutische Übungen:

- Ellenbogenstrecken: Um den Bewegungsradius des Ellenbogens zu erhalten bzw. bei Einschränkungen zu erweitern, sollte zur Übung im Sitzen zunächst ein Arm nach rechts unten ausgestreckt werden und versucht werden, mit der Streckung so weit wie möglich in das Ellenbogengelenk hineinzugehen. Die maximal ohne Schmerzen erreichbare Position dann kurz halten und wieder entspannen. Nun auch den anderen Arm so weit wie möglich strecken, Position kurz halten, entspannen. Übung mehrmals täglich wiederholen.
- Ellenbogendrehen: Eine andere gute Übung startet in gleicher Ausgangslage ebenfalls im Sitzen. Winkeln Sie zunächst den rechten Arm etwa im 90-Grad-Winkel an, so als wollten Sie die Hand z.B. auf eine Tastatur auflegen. Dann drehen Sie den Unterarm nach außen, sodass der Daumen nach rechts zeigt. Danach kehrt der Arm in seine Ausgangsposition zurück. Anschließend den Unterarm nach innen eindrehen – so weit es eben geht, ohne Schmerzen zu spüren. Position kurz halten. Die gleiche Übung mit dem linken Arm vollführen. Übung mehrmals täglich wiederholen.

2. **Yoga:** Auch Yoga-Übungen können sehr gut helfen.

3. **Taping:** Auch Tapes können unterstützend wirken und den Schmerz reduzieren.

4. **Wärme- und Kältewickel:** Wickel sind leicht am Ellenbogengelenk zu applizieren. Mein Favorit ist der Kohlwickel, aber auch Bockshornkleewickel (siehe Abb. Seite 94/95) und Retterspitz (Seite 98) können helfen.

5. **Akupunktur:** Ist die Situation sehr schmerzhaft, kann die Akupunktur sehr gut die Schmerzen lindern und damit mehr Dehnung erlauben.

6. **Neuraltherapie:** Neuraltherapeutische Injektionen und das sogenannte Quaddeln (siehe auch Seite 121) erwirken oft gute Beschwerdelinderung. Meist wird dabei die Halswirbelsäule mitbehandelt.

7. **Blutegeltherapie:** Vor einigen Jahren haben wir eine Studie zur Wirksamkeit der Blutegel beim Tennisellenbogen durchgeführt. Die Ergebnisse zeigten eine rasche und gute Beschwerdebesserung. Allerdings lässt der Effekt auch nach einigen Wochen wieder nach, wenn keine weitere Physiotherapie oder Dehnung erfolgt – also unbedingt damit kombinieren.

Rheumatoide Arthritis

Die rheumatoide Arthritis, früher auch chronische Polyarthritis genannt, ist mit schmerzhaften Entzündungen und Schwellungen von Gelenken verbunden. Sie führt zu schweren Gelenkschäden, wenn sie nicht ausreichend behandelt wird. Wie auch andere Autoimmunerkrankungen nimmt die Häufigkeit der rheumatischen Arthritis weltweit zu. Warum das Immunsystem einen solchen Angriff gegen körpereigenes Gewebe fährt, ist letztlich nicht klar. Eine gewisse Rolle spielt die Genetik, also die Vererbung, sie ist aber weniger bedeutend, als man früher glaubte. Die Wahrscheinlichkeit, dass von eineiigen Zwillingen beide erkranken, liegt bei etwa 15 Prozent, das zeigt die Proportion des genetischen Einflusses. Neue Forschungen weisen immer öfter darauf, dass wohl eine Kombination verschiedener ungünstiger Einflüsse auf das körpereigene Immunsystem in einer Abwehrsituation, an der auch der Darm beteiligt ist, zur ersten Auslösung der fehlgeleiteten Autoimmunreaktion führen. Die eigenen Immunzellen richten sich dann aufgrund einer Fehlprogrammierung gegen eigene Zellen – in diesem Falle gegen die der Gelenkinnenhaut und des Knorpels. Es sind verschiedene Faktoren beschrieben, die diese Fehlprogrammierung begünstigen können, zum Beispiel durchgemachte virale oder bakterielle Infektionen, vor allem Darminfektionen, Störungen der Darmbakterien, also des Darmmikrobioms, Umwelteinflüsse und Stress.

In meiner eigenen jahrelangen Beobachtung fand ich den Zusammenhang zwischen Stress und Beginn der rheumatoiden Arthritis immer wieder verblüffend. Fast alle Patienten, die ich frage, was in der Zeit geschah, als die rheumatoide Arthritis zum ersten Mal spürbar wurde, berichten über ungewöhnlich starken und langanhaltenden Stress, familiäre oder berufliche Sogen. Nur sehr selten habe ich gehört, das Rheuma hätte während einer stabilen, gemütlichen Lebensphase begonnen. Das heißt natürlich nicht, dass Rheuma nur oder vor allem stressbedingt ist, aber Stress kann eben das »Fass zum Überlaufen bringen«. Dazu passt, dass inzwischen einige Studien belegen, dass durch wirksame Stressreduktion, wie zum Beispiel durch regelmäßige Meditation, die Beschwerden und die Aktivität von Rheuma deutlich gebessert werden können.

Die Therapie der rheumatoiden Arthritis – wie behandelt die Schulmedizin?

Bis vor wenigen Jahrzehnten stand man als Arzt der rheumatoiden Arthritis relativ ohnmächtig gegenüber. Inzwischen stehen viele neue wirksame Medikamente zur Verfügung, das bekannteste ist Methotrexat. Fast jedes Jahr kommen auch neue Biologika (Mittel, die mithilfe der Biotechnologie entwickelt werden) auf den Markt, die vor allem in Kombination mit Methotrexat meist eine deutliche Verbesserung erzielen. Dennoch heilen diese Medikamente die Erkrankung nicht und die Präparate müssen aufgrund von Nebenwirkungen oder nachlassender Wirksamkeit häufiger gewechselt werden. Oftmals muss auch Cortison zusätzlich eingenommen werden – mit den bekannten Nebenwirkungen wie Gewichtszunahme, Blutdruckanstieg, Blutzuckererhöhung und so weiter. Zusammenfassend ist der Fortschritt der modernen Rheumatologie enorm, aber an die Grundursache ist man dennoch nicht herangekommen, das heißt, eine Heilung ereignet sich auch mit moderner medikamentöser Therapie nur sehr selten.

Die Therapie der rheumatoiden Arthritis – wie behandelt die Naturheilkunde?

1. **Ernährung:** Bei rheumatoider Arthritis empfiehlt sich vegetarische und pflanzenbasierte Kost. Durch den geringen Arachidonsäure-Anteil maximiert sich die Entzündungshemmung. Die mediterrane Form der pflanzenbasierten, vegetarischen Ernährung kann besonders gut bei Beschwerden und Schüben helfen, da sie besonders viele antientzündliche sekundäre Pflanzenstoffe enthält.

- Eliminationskost: Viele Patienten haben die Erfahrung gemacht, dass bestimmte Nahrungsmittel einen rheumatischen Schub auslösen können. Häufig ist dies bei Fleisch und Milchprodukten der Fall. Wird mehrfach nach speziellen Lebensmitteln eine Verschlechterung festgestellt, sollten diese gemieden werden. Allerdings kann sich die Reaktion durch Lebensumstände, Alter und Stress wieder ändern. Aus diesem Grund sollten die verdächtigten Lebensmittel nach einiger Zeit erneut getestet werden.

- Säurearme Ernährung: Zu viel Säure kann Entzündungsreize im Bindegewebe und in der Umgebung des Gelenks setzen. Mit einer veganen oder laktovegetarischen Ernährung mit nur geringen Mengen an Milchprodukten und nicht zu viel Getreide ernähren Sie sich basisch. Gegebenenfalls können auch Basentabletten oder Basenpulver versucht werden.
- Salzarme Ernährung: Studien an der Charité konnten zeigen, dass Autoimmunprozesse durch Salz getriggert werden. Dies wurde vor allem für die Autoimmunerkrankung Multiple Sklerose gezeigt. Eine gewisse Übertragbarkeit dieser Ergebnisse auf die Situation der rheumatoiden Arthritis scheint mir gegeben.
- Ayurvedische Ernährung: Bei dieser individualisierten vegetarischen Ernährung nach den Prinzipien des Ayurveda habe ich bei unseren Patienten öfter eine nachhaltige Verbesserung ihrer Beschwerden beobachten können. Im Wesentlichen werden antientzündliche Gewürze eingesetzt, zugleich wird auf Nachtschattengewächse wie Tomaten, Auberginen, Paprika und Kartoffeln verzichtet. Die Gerichte werden überwiegend warm zubereitet. Auch helfen die allgemeinen Ernährungsregeln des Ayurveda, so sollte zum Beispiel ein bestimmter Essensrhythmus eingehalten werden. Einzelne Nahrungsmittel und Gewürze, die bei der ayurvedischen Ernährung speziell gegen Rheuma zum Einsatz kommen, sind ebenso bei Arthrose hilfreich. Im Folgenden finden Sie auch Hinweise auf spezielle ayurvedische Kräuter, siehe 3., Seite 174.

2. **Heilkräuter:** Kurkuma hat eine entzündungshemmende Wirkung, nicht nur bei Rheuma, sondern auch bei zahlreichen anderen chronischen Entzündungen, das belegen erste Studien. Ich empfehle Gelbwurz in seiner natürlichen Form (einen halben bis ganzen Teelöffel davon täglich in das Essen oder in ein Getränk geben, zusammen mit einer Prise Pfeffer, dies verbessert die Aufnahme in den Körper). Extrakte aus Brennnesseln oder Weihrauch sind derzeit

wissenschaftlich nicht genug überprüft, um sie standardmäßig empfehlen zu können. Liegt allerdings eine Therapieresistenz vor oder führen alle üblichen und neueren Antirheumatika und Biologika zu besonders schweren Nebenwirkungen, ist ein Versuch anzuraten. Vor allem mit Weihrauch, der als Extrakt, Tablette oder Pulver eingenommen wird, sehen wir in unserer Ambulanz immer wieder überraschende Erfolge.

3. **Ayurvedische Kräuter:** In Indien wird Rheuma vielfach mit speziellen ayurvedischen Kräutern behandelt. In einer ersten Studie war die ayurvedische Therapie Methotrexat nicht unterlegen. Für eine generelle Empfehlung reicht dies noch nicht, aber ein Versuch kann bei sonst nicht zufriedenstellender Therapie unternommen werden.

4. **Fettsäuren:** Omega-3-Fettsäuren haben eine entzündungshemmende Wirkung, die bei Rheuma ergänzend genutzt werden kann. Empfehlenswert sind die pflanzlichen Quellen, die die Alpha-Linolensäure (ALA) enthalten (Leinsamen, Leinöl, Rapsöl, Sojaöl, Walnüsse, grünes Blattgemüse). Auch fetter Seefisch ist im Prinzip eine gute Quelle für Omega-3-Fettsäuren, in diesem Falle für die langkettigen Fettsäuren EPA (Eicosapentaensäure) und DHA (Docosahexaensäure). Da Rheuma allerdings oft mit Osteoporose verbunden ist und Fisch durch seine Säurelast eine Osteoporose fördern kann und zudem häufig mit Schwermetall und Mikroplastik belastet ist, empfehle ich pflanzliche Omega-3-Quellen. Auch Gamma-Linolensäure kommt in Borretschsamen-, Schwarzkümmel- oder Nachtkerzenöl vor und wirkt entzündungshemmend. Einige kleinere Studien bestätigen dies, der Effekt ist aber mild.

5. **Heilfasten:** Die wirksamste antirheumatische Methode in der Ernährungsmedizin ist das Heilfasten. Otto Buchinger, Pionier des Heilfastens, erlebte es selbst. Seine rheumatischen Gelenkentzündungen besserten sich durch ein dreiwöchiges Fasten in

beeindruckender Weise. In unserer Klinik beobachten wir bei Patienten mit rheumatoider Arthritis, die mindestens sieben Tage lang fasten, dass dies schon zu einer Schmerzlinderung und Abschwellung der Gelenke führt. Die Entzündungsparameter im Blut bessern sich ebenfalls nach dem Fasten. Wenn die Möglichkeit besteht und auch genügend Fettpölsterchen vorliegen, kann durchaus länger gefastet werden. So gut und so schnell die Wirkung des Heilfastens bei Rheuma auch ist, es bleibt die Frage, mit welcher Ernährungsform es nach dem Fasten weitergeht, damit Schmerzlinderung und Besserung der Symptome möglichst lange anhalten. Wird keine besondere Diät gehalten, kehren die Beschwerden relativ schnell wieder zurück. In der erwähnten Studie des norwegischen Mediziners Jens Kjeldsen-Kragh (siehe Seite 85) konnte ein nachhaltiger Erfolg mithilfe eines aufwendigen Ernährungsplans erzielt werden. Wir am Immanuel Krankenhaus empfehlen Rheumapatienten nach dem Fasten eine vegane Ernährung.

Intervallfasten hat bei Rheuma hingegen eher wenig entzündungshemmende Effekte, als dass es an die Wirkung des Heilfastens bei Rheuma herankäme. Die Fasting-Mimicking-Diät (»Scheinfasten«) hat bei dieser Erkrankung nach meinen bisherigen Erfahrungen eine etwas schwächere Wirkung als das Heilfasten nach Buchinger oder F.X. Mayr, da sie aber unkompliziert zu Hause durchgeführt und öfter wiederholt werden kann, ist es für mich eine zunehmend interessante Therapieoption bei rheumatischen Erkrankungen.

6. **Stressreduktion:** Stress ist ein Risikofaktor für die meisten Autoimmunerkrankungen und in der Erfahrung verschlechtert Stress meist die Beschwerden und löst Krankheitsschübe aus. Damit wird auch verständlich, weshalb Stressreduktion bei Rheuma helfen kann. Unter den vielen bekannten Stressreduktionstechniken ist Meditation die am stärksten wirksame Methode. In drei Studien führten regelmäßige Meditationen zu einem besseren psychischen Befinden bei Rheuma. In einer Studie nahm auch die

Entzündungsaktivität ab. Meditation als wirksames Verfahren der Stressreduktion ist besonders anzuraten, wenn der Beginn der Erkrankung mit einer anstrengenden Lebensphase oder einem schwierigen Ereignis im Zusammenhang stand. Neben Meditation können auch andere Techniken wie Autogenes Training oder Bilderreisen stresslösend wirken. Meditative Bewegungsformen wie Qigong, Tai-Chi oder Yoga sind ebenso empfehlenswert, aber bei Yoga braucht es erfahrene Yogalehrer, da die Entzündungen an den Händen und Füßen herkömmliche Übungsabläufe einschränken.

7. **Kälte- und Wärmetherapie:** Die systemische Kältetherapie mittels Kältekammer ist für uns und auch andere Rheumakliniken ein wichtiger Bestandteil der multimodalen Therapie. Eine neuere Studie der Universität Gießen belegt die gute schmerzlindernde und entzündungshemmende Wirkung der Kältekammertherapie.

Kälte kann auch lokal zur Besserung von Gelenkbeschwerden genutzt werden, zum Beispiel lindern lokale Eisauflagen oder kühlende Quarkwickel Gelenkschmerzen sehr gut. Ebenso sind Kneipp-Anwendungen zu empfehlen, insbesondere kalte Güsse, die zu Hause eigenständig praktiziert werden können, siehe Seite 105 f.

Wenn die akute rheumatische Entzündung abgeflacht ist und vermehrt Schmerzen durch die Gelenkschädigung verursacht werden, kann auch Wärme hilfreich sein. Wir gehen in unserer Klinik ganz pragmatisch vor: Wenn Kälte nicht hilft oder unangenehm ist, kann auch Wärme ausprobiert werden.

8. **Akupunktur:** Bei Rheuma ist Akupunktur hilfreich als überbrückende Schmerztherapie in stärkeren Schmerzphasen.

9. **Bewegungstherapie:** Sehr zu empfehlen sind alle Formen von Wassergymnastik. Auch haben viele Thermalquellen – also Bewegungsbäder in Heilwässern – antirheumatische Wirkung (siehe auch Seite 103).

10. **Mikrobiom-Therapie:** Immer häufiger weist die Forschung auf die bedeutende Rolle des Darmmikrobioms für die Auslösung rheumatischer Entzündungen und auch anderer Autoimmunerkrankungen hin. Mithilfe neuerer Methoden der Gensequenzierung und molekularen Analyse können Tausende von Mikroben und deren Stoffwechselprodukte inzwischen in Forschungslaboren analysiert werden. All dies ist aber so komplex, dass es derzeit noch zu früh für klare Therapie- und Praxisempfehlungen ist. Dennoch werden solche Therapien, oftmals verbunden mit hohen Kosten, angeboten – hierbei ist etwas Skepsis angebracht. Vermutlich ist das Mikrobiom sehr individuell und stark veränderlich. Einzelne Messungen bringen vermutlich nichts, und auch die Einnahme eines bestimmten Probiotikums zur Heilung von rheumatoider Arthritis ist eher Wunschdenken. Was ich aber empfehle, ist, alle Möglichkeiten der Ernährung zu nutzen, um eine gutes Mikrobiom im Darm zu fördern: mit Ballastoffen aus Vollkorngetreide, Wurzelgemüse, fermentiertem Gemüse (siehe Seite 77). Auch ist gegen einen Versuch mit einem Probiotikum nichts Grundsätzliches einzuwenden. Das sollte aber nicht endlos versucht werden. Wenn es nach drei Monaten nicht spürbar hilft, sollte man das Präparat wieder absetzen.

Bechterew-Erkrankung, Psoriasis-Arthritis und Gicht

Neben der rheumatoiden Arthritis gibt es eine Vielzahl von weiteren entzündlich rheumatologischen Erkrankungen, die zu Gelenkentzündungen führen können.

Am häufigsten sind die Bechterew-Erkrankung (*axiale Spondylarthritis*) und die Schuppenflechte-Arthritis (*Arthritis psoriatica*). Denn die Schuppenflechte, die sich an der Haut zeigt, kann auch Gelenkentzündungen auslösen. Oftmals sind die Mittel- und Endgelenke der Finger und Zehen betroffen. Beide zählen zu den sogenannten Spondylarthropathien, das heißt, dass sie vor allem die Wirbelsäulengelenke befallen. Aber auch Gelenke an Armen und Beinen sind oftmals betroffen. Morbus Bechterew ist eine chronische Gelenkentzündung, die nach dem erstbeschreibenden Arzt (Wladimir M. Bechterew, 1857–1927) benannt wurde. Die Bechterew-Erkrankung kann, wenn sie unbehandelt bleibt, durch die chronische Entzündung zu einer Versteifung der Wirbelsäule führen.

Hippokrates, der Urvater der modernen Medizin, nannte die Gicht »die Krankheit der Könige«, da sie offensichtlich von zu opulentem Essen herrührte. Heute können wir fast alle wie damalige Könige essen und so ist die Gicht inzwischen sehr häufig. Die Gicht entsteht durch einen dauerhaft zu hohen Harnsäurespiegel im Blut, die sogenannte Hyperurikämie. Die Harnsäure lagert sich dann in kristalliner Form in den Gelenken ab. Die Diagnose lässt sich anhand einer Erhöhung der Harnsäurekonzentration im Blut und durch typische Röntgenbefunde stellen. Allerdings kann im akuten Gichtanfall der Harnsäurespiegel im Blut normal sein, da die Harnsäure ja in den Gelenken als Kristalle ausgeflockt ist. Bei entsprechendem Verdacht lohnt sich daher eine spätere Wiederholung der Laborkontrolle. Vielfach wird aber leider von den behandelnden Ärzten nicht daran gedacht.

Die Therapie der Bechterew-Erkrankung und der Psoriasis-Arthritis

Die schulmedizinische und auch die naturheilkundliche Behandlung der Bechterew-Erkrankung und Psoriasis-Arthritis sind nahezu identisch zur Therapie der rheumatoiden Arthritis (siehe Seite 171 ff.).

Bei der Bechterew-Erkrankung, die vor allem auch die Wirbelsäule befällt, ist die Physiotherapie von ganz besonderer Bedeutung. Durch intensive Physiotherapie kann meistens eine Schädigung der Wirbelsäule weitgehend vermieden werden. Bei medikamentösen Therapien werden die gleichen Substanzklassen wie für die rheumatoide Arthritis eingesetzt, aber es gibt aufgrund neuerer wissenschaftlicher Erkenntnisse zum Teil unterschiedliche Kombinationen und Prioritäten der Medikamente. Dies wird entsprechend dann von rheumatologischen Fachärzten verordnet.

Von wesentlicher Bedeutung ist, dass für beide Erkrankungen eine besondere ursächliche Rolle des Darms und genauer des Darmmikrobioms inzwischen vermutet wird. Aus diesem Grunde wird bei diesen beiden Rheumaformen in der Naturheilkunde besonderen Wert auf eine Ernährungsumstellung hin zu einer vollwertigen pflanzlichen Ernährung sowie auf regelmäßige Fastentherapien gelegt. Hier sehen wir oftmals enorme Erfolge, die dann auch Dosisreduktionen der Medikamente möglich machen. Die Psoriasis ist vor allem eine Hauterkrankung. Die betroffenen entzündlichen Stellen reagieren sehr gut auf Solebäder (Salzwasserbäder) in Kureinrichtungen, im Toten Meer, das einen extrem hohen Salzgehalt aufweist, aber auszutrocknen droht. Interessanterweise scheinen Salzbäder auch eine leichte Besserung der Gelenkbeschwerden zu bewirken. Daher empfehle ich Solebäder auch für zu Hause, auch wenn eine Badewannenoberfläche darunter leiden kann, wenn sie vom Salz angegriffen wird.

Gicht

Ein Gichtanfall entsteht, nachdem eine Erhöhung der Harnsäure lange Zeit unbemerkt geblieben ist und es an einem Punkt zu einer sehr schmerzhaften, akuten Entzündung an meist nur einem Gelenk gekommen ist. Zu den klassischen Auslösern eines ersten, meist nächtlichen Gichtanfalls zählen üppige Mahlzeiten am Vorabend mit viel Fleisch, Fisch oder Meeresfrüchten und reichlich Alkohol. In Umfragen unter an Gicht Erkrankten geben fast 90 Prozent an, diesen typischen Auslöser für ihre Gichtanfälle zu kennen. Allerdings hat sich dann eben die Gicht schon lange im Stillen entwickelt.

Häufig sind bei der Gicht die Gelenke an Händen und Füßen, seltener auch das Knie betroffen und zu Beginn der Erkrankung häufig das Grundgelenk der großen Zehe. Vor allem Männer leiden unter Gicht, bei Männern ab 40 Jahren stellt Gicht sogar die häufigste entzündliche Gelenkerkrankung dar.

Die Therapie der Gicht – wie behandelt die Schulmedizin?

Bei der akuten Behandlung eines Gichtanfalles besteht die Standardtherapie in der Verordnung von entzündungshemmenden Medikamenten wie nicht steroidalen Antirheumatika (siehe Seite 52 f.), z.B. Ibuprofen, sowie in der Gabe von Cortison (siehe Seite 54). Unterstützend ist die lokale Kühlung und Ruhigstellung des betroffenen Gelenkes. Langfristig muss dann aber der Harnsäurespiegel abgesenkt werden. Dies gelingt meist wirksam durch Medikamente wie zum Beispiel Allopurinol. Wichtig ist aber, dass ein zufällig entdeckter erhöhter Harnsäurespiegel im Blut im Rahmen einer Laboruntersuchung eines Check-ups ohne weitere Symptome noch kein Grund zur Einnahme von harnsäuresenkenden Medikamenten darstellt.

Grundsätzlich gilt: Bevor langfristig zu Medikamenten gegriffen wird, sollte die Ernährung umgestellt werden – weniger Fleisch, Milchprodukte, Hülsenfrüchte und Alkohol.

Die Therapie der Gicht – wie behandelt die Naturheilkunde?

Die wichtigste naturheilkundliche Therapieempfehlung bei Gicht ist die möglichst pflanzliche Ernährung, also den Verzehr von Fleisch, Wurst und Meeresfrüchten ganz oder zumindest stark einzuschränken. Denn die tierischen Lebensmittel enthalten verhältnismäßig hohe Mengen an sogenannten Purinen. Der Körper baut diese zu Harnsäure ab. Zudem verzögert Alkohol unter anderem das Ausschwemmen der Harnsäure, also ist es wichtig, wenig oder keinen Alkohol zu trinken. Auch pflanzliche Nahrungsmittel wie Hülsenfrüchte und Pilze enthalten viele Purine, allerdings erhöhen diese interessanterweise nicht das Risiko für Gicht und Gichtanfälle. Es wird vermutet, dass dies an den reichlich darin enthaltenen Ballaststoffen liegt, die die Harnsäure im Darm binden. Tierische Produkte haben hingegen gar keine Ballaststoffe.

Wichtig ist, Übergewicht abzubauen, denn schon das allein senkt auch den Harnsäurespiegel. Zudem ist das Bauchfett erwiesenermaßen ein Treiber für Entzündungen im Körper, das heißt eine Gewichtsnormalisierung wirkt meist sehr gut. Einige pflanzliche Nahrungsmittel haben eine besonders gute präventive Wirkung auf Gichtbeschwerden, dazu zählen vor allem Kirschen, aber auch für die dunklen Beeren und die Gewürze gibt es Hinweise, dass sie sich günstig auf Gichtbeschwerden auswirken.

Vorsicht ist allerdings mit Heilfasten bei Gicht geboten. Während Heilfasten die Entzündungen und Schmerzen bei rheumatoider Arthritis, Psoriasis und auch Arthrosen schnell bessert, erhöht sich beim längeren Fasten der Harnsäurespiegel meist sehr deutlich – und ein Gichtanfall kann bei entsprechender Vorgeschichte während des Fastens ausgelöst werden. Daher sollte man bei bekannter Gicht nicht oder nur unter ärztlicher Betreuung fasten. Dann können gegebenenfalls vorbeugend etwa drei bis vier Wochen vor dem geplanten Fasten harnsäuresenkende Medikamente verordnet werden, dadurch wird einem fastenbedingten Gichtanfall in der Regel vorgebeugt. Da Heilfasten grundsätzlich Bauchfett reduziert und bei der Gewichtsnormalisierung langfristig wirkt, kann ein solches Vorgehen durchaus sinnvoll sein.

Problemlos geht bei Gicht meist das Intervallfasten, allerdings würde ich empfehlen, das Intervall hier mit 14:10 und nicht mit 16:8 anzusetzen.

Eine ergänzende Therapie bei Gicht ist das Alkalisieren des Harns, also den Harn basisch zu machen, dadurch erhöht sich nämlich deutlich die Ausscheidung der Harnsäure über die Nieren. Fördern kann man dies durch Einnahme von Basenpulver oder Basentabletten. Noch natürlicher und einfacher geht es durch eine pflanzliche beziehungsweise vegetarische Ernährung. Denn hierdurch wird die Nahrung automatisch basisch. Auch ein Basenfasten kann sinnvoll sein.

Ausblick

Ich möchte jeder Leserin und jedem Leser und Ihnen als von Arthrose, Rheuma und Schmerzen Betroffene mit diesem Buch Orientierung bieten, Perspektiven aufzeigen und vor allem Mut machen. Denn wenngleich immer mehr Menschen unter Gelenkerkrankungen leiden, ist die gute Nachricht, dass es noch nie so hervorragende Therapiemöglichkeiten gab.

Mein Überblick über die vielfältigen Behandlungsmöglichkeiten der Naturheilkunde und die wissenschaftlich belegte Wirksamkeit dieser Therapien speziell bei Arthrosen und Gelenkentzündungen soll hierbei wegweisend sein.

Ob Ernährungstherapie und Fasten, Physio- und Ergotherapie, Techniken der Mind-Body-Medizin und traditionelle Verfahren wie Heilpflanzen- oder Blutegeltherapie, Schröpfen und Ayurveda – die Naturheilkunde bietet einen guten und natürlichen Weg aus dem Schmerzkreislauf rheumatischer Erkrankungen.

Der ganzheitliche Behandlungsansatz der Naturheilkunde hilft Ihnen, die bestmögliche Therapie für die individuelle Ausprägung Ihres Krankheitsbildes zu finden. Idealerweise gelingt es so, die Entstehung einer Arthrose oder Arthritis und chronischer Schmerzen ganz zu verhindern.

Nutzen Sie und schöpfen Sie das reiche Spektrum naturheilkundlicher Verfahren aus, vertrauen Sie auf die Heilkraft der Natur, ihre besten Heilmittel und die Aktivierung der Selbstheilungskräfte – bevor Sie an die Option eines operativen Eingriffs denken.

In diesem Buch finden Sie viele Anwendungen, die Sie selbst zu Hause durchführen können: Wärme- und Kälteauflagen, Bäder, Güsse und Wickel, vor allem aber auch die Empfehlung, sich mit der Ernährung und ihrem wichtigen Gegenstück – dem Fasten – zu beschäftigen, da sich durch Ernährung so viele Prozesse im Körper beeinflussen lassen. Bewegen Sie sich vielseitig, reduzieren Sie Stress, integrieren Sie die täglichen Anwendungen in Ihren Lebensstil. Sie sind Therapie und Prävention zugleich – und beugen nicht nur den Gelenkerkrankungen vor, sondern auch den meisten anderen chronischen Erkrankungen.

Gestalten Sie Ihren Tagesablauf neu – dann können Sie ein Leben mit weniger Beschwerden und Schmerzen und mit höherer Lebensqualität bis ins hohe Alter führen.

Wichtige Adressen und Ansprechpartner der Naturheilkunde

Abteilungen für Naturheilkunde mit ambulanter und stationärer Versorgung in Deutschland

Immanuel Krankenhaus Berlin
Fachabteilung Innere
Medizin – Naturheilkunde
Am Kleinen Wannsee 5D
14109 Berlin-Wannsee
Telefon: 030 80505-306
Fax: 030 80505-319
E-Mail: naturheilkunde.ambulanz@immanuel.de
naturheilkunde.immanuel.de/home/

Evangelische Kliniken
Essen-Mitte (KEM)
Klinik für Naturheilkunde &
Integrative Medizin
Am Deimelsberg 34a
45276 Essen
Telefon: 0201 174-25001
Fax: 0201 174-25000
E-Mail:
naturheilkunde@kem-med.com
kem-med.com/kompetenz-in-kliniken/fachkliniken/klinik-fuer-naturheilkunde-integrative-medizin/

Sozialstiftung Bamberg
Klinik für Integrative Medizin
und Naturheilkunde
Buger Straße 80
96049 Bamberg
Telefon: 0951 503-0
Fax: 0951 503-11009
E-Mail:
info@sozialstiftung-bamberg.de
sozialstiftung-bamberg.de/klinikum-bamberg/kliniken-und-experten/klinik-fuer-integrative-medizin-und-naturheilkunde/

Katholisches Klinikum Bochum
Klinik Blankenstein
Klinik für Naturheilkunde
Im Vogelsang 5–11
45527 Hattingen
Telefon: 02324 396-0
Fax: 02324 396-72170
E-Mail: info@klinikum-bochum.de
klinikum-bochum.de/fachbereiche/naturheilkunde/fachbereich.html

Krankenhaus für
Naturheilweisen (KfN)
Stiftung Krankenhaus für
Naturheilweisen
Seybothstraße 65
81545 München
Telefon: 089 62505-0
Fax: 089 62505-430
E-Mail: info@kfn-muc.de
krankenhaus-naturheilweisen.de/krankenhaus-fuer-naturheilweisen/

Informationen zur Blutegeltherapie

Biebertaler Blutegelzucht
Talweg 31
35444 Biebertal
Telefon: 06409 66140-0
Fax: 06409 66140-75
E-Mail: blutegel@blutegel.de
blutegelseminare.de/info/ueber-uns/

Heilfasten

App Salufast, digitales Fastenprogramm; Salufast, Berlin
salufast.com/app/

Online-Fastenkurs;
Insel Verlag, Berlin
prof-michalsen.de/online-fastenkurs/

Fasten-Ausbildung für Ärzte und Therapeuten

Akademie für Integratives Fasten, Berlin
integratives-fasten.de/

Selbsthilfe und Patientenverbände

Natur und Medizin e.V.
Am Deimelsberg 36
45276 Essen
Telefon: 0201 56305-70
Fax: 0201 56305-60
E-Mail:
kontakt@naturundmedizin.de
naturundmedizin.de/

Kneipp Bund e.V.
Adolf-Scholz-Allee 6–8
86825 Bad Wörishofen
Telefon: 08247 3002-102
Fax: 08247 3002-199
E-Mail: info@kneippbund.de
kneippbund.de/

Bürger- und Patientenverband
Gesundheit aktiv e.V. –
Anthroposophische Heilkunst
Gneisenaustraße 42
10961 Berlin
Telefon: 030 6956872-0
Telefax: 030 6956872-29
E-Mail: verein@gesundheit-aktiv.de

Deutsche Rheuma-Liga
Bundesverband e.V.
Welschnonnenstraße 7
53111 Bonn
Telefon: 0228 76 60 60
Fax: 0228 76 60 620
E-Mail: bv@rheuma-liga.de
rheuma-liga.de/

ANHANG

Danksagung

Mein besonderer Dank gilt dem gesamten Ärzte-, Therapeuten-, Pflege- und Forschungsteam der Naturheilkunde am Immanuel Krankenhaus Berlin und insbesondere dem »Natur-Docs«-Team mit den OberärztInnen Susanne Frank, Dr. Ursula Hackermeier, Priv.-Doz. Dr. Christian Keßler, Dr. Barbara Koch, dem Leiter der Physiotherapie Frank Ruppenthal und der Leiterin der Mind-Body-Medizin Dipl.-Psych. Christel von Scheidt.

Mein Dank gilt auch den Chefärzten und Teams der Abteilungen für Rheumatologie (Prof. Dr. Andreas Krause) und Orthopädie (Dr. Peter Naatz, Dr. Michael Berndsen, Dr. Georg Garanin) und Anästhesie (Dr. Vale Reuter) am Immanuel Krankenhaus Berlin. Unsere gute Zusammenarbeit ist segensreich für alle Patientinnen und Patienten und ein Vorbild für eine wirklich ganzheitliche Medizin.

Unseren Patienten, ohne deren aktive Mitarbeit erfolgreiche Naturheilkunde nicht möglich ist und von denen wir täglich lernen.

Den vielen Ärzten in Praxis und Klinik, die uns ihre Patienten anvertrauen.

Den vielen Ärzten und Wissenschaftlern an der Charité Berlin und anderen nationalen wie internationalen Universitäten, mit denen ich und mein Team zusammenarbeiten, wir uns austauschen und voneinander lernen. Erst in diesem ständigen Austausch kann gute Forschung entstehen.

Der Geschäftsführung des Immanuel Krankenhauses Berlin und der Immanuel Albertinen Diakonie für die Etablierung und fortwährende Unterstützung der Abteilung und des Zentrums für Naturheilkunde.

Der Charité Universitätsmedizin Berlin und ihrer Fakultät für die Integration der Naturheilkunde in Forschung und Lehre.

Den Stiftern und Stiftungen, die durch ihre großzügige Förderung erst die Forschung ermöglicht haben, die die Naturheilkunde in den letzten zwei Jahrzehnten so vorangebracht hat.

Den privaten Spendern und den Mitgliedern von Natur und Medizin e.V., die durch ihre Spenden und Beiträge einen wichtigen Beitrag zur Forschung und Verbreitung der Naturheilkunde leisten.

Dr. Panagiota Balanou, Fachärztin für Orthopädie und Unfallchirurgie an unserer Abteilung, für die kritische Durchsicht und Korrektur des Manuskriptes.

Danken möchte ich auch Friederike Krumme, Anna Schubert, Vera Cordes und dem gesamten NDR-Visite-Team.

Ebenso Eva Römer, die meine Manuskripte strukturierte und alles zu einem wunderbaren Text vereint hat.

Und, last not least, meiner Frau Ileni für die erneute Geduld mit meiner mangelnden Achtsamkeit in den Phasen des intensiven Schreibens.

Ausgewählte Literatur

Al Bedah AM et al: Evaluation of Wet Cupping Therapy: Systematic Review of Randomized Clinical Trials. J Altern Complement Med. 2016; 22 (10): 768–777.

American College of Rheumatology/Arthritis Foundation Guideline for the Management of Osteoarthritis of the Hand, Hip, and Knee. Arthritis Care Res (Hoboken). 2020; 72 (2): 149–162.

Andereya S et al: Assessment of leech therapy for knee osteoarthritis: a randomized study. Acta Orthop. 2008; 79: 235–243.

Bennell KL et al: Effect of Intra-articular Platelet-Rich Plasma vs Placebo Injection on Pain and Medial Tibial Cartilage Volume in Patients With Knee Osteoarthritis. JAMA Intern Med. 2021; 326: 2021–2030.

Brinkhaus B, Esch T (Hg.): Integrative Medizin und Gesundheit. Berlin: Med Wiss. Verlagsgesellschaft 2020.

Bühring M: Naturheilkunde. Grundlagen, Anwendungen, Ziele. München: C.H. Beck 1997.

Citak M: Die Wahrheit über Arthrose. München: ZS 2018.

Cramer H et al: Cupping for Patients With Chronic Pain: A Systematic Review and Meta-Analysis. J Pain. 2020; 21: 943–956.

Crichton M: Orally consumed ginger and human health: an umbrella review. Am J Clin Nutr. 2022.

Dehner C, Fine R, Kriegel MA: The Microbiome in Systemic Autoimmune Disease: Mechanistic Insights from Recent Studies. Curr Opin Rheumatol. 2019; 3: 201–207.

Eiden P: Prävention und Therapie der Arthrose – Raus aus dem Teufelskreis: Abnehmen und bewegen. Dtsch Arztebl. 2015; 112 (7): A-280.

Fantoni I et al: Fascia Lata Alterations in Hip Osteoarthritis: An Observational Cross-Sectional Study. Life (Basel). 2021; 11: 1136.

Flyn DM: Chronic Musculoskeletal Pain: Nonpharmacologic, Noninvasive Treatments. Am Fam Physician. 2020; 102: 465–477.

Fuchs J, Kuhnert R, Scheidt-Nave C: 12-Monats-Prävalenz von Arthrose in Deutschland. Journal of Health Monitoring. 2017; 2 (3): 55–60.

Furst D et al: Double-Blind, Randomized, Controlled, Pilot Study Comparing Classic Ayurvedic Medicine, Methotrexate, and Their Combination in Rheumatoid Arthritis. J Clin Rheumatol. 2011; 17 (4): 185–192.

Ganten D, Spahl T, Deichmann T: Die Steinzeit steckt uns in den Knochen. Gesundheit als Erbe der Evolution. München/Zürich: Piper 2011.

Greger M: Entdecken Sie Nahrungsmittel, die Ihr Leben verlängern und bewiesenermaßen Krankheiten vorbeugen und heilen. Kandern: Unimedica 2020.

Hildebrandt G: Therapeutische Physiologie. In: Gutenbrunner C (Hg.): Handbuch der Balneologie und

der medizinischen Klimatologie. Berlin/Heidelberg: Springer 1998.
Huber R, Michalsen A: Checkliste Naturheilkunde/Komplementärmedizin. Stuttgart: Thieme 2014.
Kaptchuk TJ, Miller FG: Placebo Effects in Medicine. N Engl J Med. 2015; 373: 8–9.
Kessler C et al: Ayurvedic Medicine in the treatment of osteoarthritis of the knee. A randomized trial. Osteoarthritis and Cartilage. 2018; 26: 620–630.
Kim C, Stebbings S, Sundberg T, Munk N, Lauche R, Ward L: Complementary medicine for the management of knee and hip osteoarthritis – A patient perspective. Musculoskeletal Care. 2020; 18 (1): 53–63.
Klemm P et al: Whole-body cryotherapy for the treatment of rheumatoid arthritis: a monocentric, single-blinded, randomised controlled trial. Clin Exp Rheumatol. 2022.
Kjeldsen-Kragh J: Rheumatoid arthritis treated with vegetarian diets. Am J Clin Nutr. 1999; 70 (3): 594S–600S.
Kong LJ, Lauche R, Klose P, Bu JH, Yang XC, Guo CQ, Dobos G, Cheng YW: Tai Chi for Chronic Pain Conditions: A Systematic Review and Meta-analysis of Randomized Controlled Trials. Sci Rep. 2016; 6: 25325.
Kneipp S: So sollt ihr leben (1889). Stuttgart: Trias 2010.
Lauche R, Hunter DJ, Adams J, Cramer H: Yoga for Osteoarthritis: a Systematic Review and Meta-analysis. Curr Rheumatol Rep. 2019; 21: 47.
Lauche R, Gräf N, Cramer H, Al-Abtah J, Dobos G, Saha FJ: Efficacy of Cabbage Leaf Wraps in the Treatment of Symptomatic Osteoarthritis of the Knee: A Randomized Controlled Trial. Clin J Pain. 2016; 32: 961–971.
Lauche R, Cramer H, Langhorst J, Dobos G. A systematic review and meta- analysis of medical leech therapy for osteoarthritis of the knee. Clin J Pain. 2014; 30: 63–72.
Lekutat C: Arthrose. Der Weg aus dem Schmerz. Hilden: Becker Joest Volk 2018.
Lieberman D: The Story Of The Human Body: Evolution, Health, and Disease. New York: Vintage 2014.
Liebscher-Bracht R, Bracht P: Die Arthrose-Lüge. München: Goldmann 2017.
Leitlinie Gonarthrose der AWMF: https://www.awmf.org/leitlinien/detail/ll/033-004.html
Leitlinie Coxarthrose: https://www.awmf.org/uploads/tx_szleitlinien/187-001l_S3_Indikationskriterien_H%C3%BCfttotalendoprothese_bei_Coxarthrose_2021-04.pdf
Macfarlane GJ et al: A systematic review of evidence for the effectiveness of practitioner-based

complementary and alternative therapies in the management of rheumatic diseases: rheumatoid arthritis. Rheumatology 2012; 51: 1707–13.
Mense S: Muskeln, Faszien und Schmerz. Stuttgart: Thieme 2021.
Michalsen A, Bühring M: Bindegewebsmassage. Wien. Klin. Wochenschr. 1993; 105: 220–227.
Michalsen A et al: Effectiveness of leech therapy in osteoarthritis of the knee: a randomized, controlled trial. Ann Intern Med. 2003; 139: 724–730.
Michalsen A et al: Effectiveness of leech therapy in women with symptomatic arthrosis of the first carpometacarpal joint: a randomized controlled trial. Pain. 2008; 137: 452–459.
Michalsen A: Naturheilkunde und Komplementärmedizin bei rheumatischen Erkrankungen. Akt Rheumatol. 2015; 40: 454–460.
Michalsen A: Heilen mit der Kraft der Natur. Berlin: Insel (2017) Neuausgabe 2020.
Michalsen A: Mit Ernährung heilen. Berlin: Insel 2019.
Myers TW: Anatomy Trains: Myofasziale Leitbahnen. München: Elsevier/Urban & Fischer 2015.
Muller H, de Toledo FW, Resch KL: Fasting followed by vegetarian diet in patients with rheumatoid arthritis: a systematic review. Scand J Rheumatol. 2001; 30: 1–10.
Ruff WE, Greiling TM, Kriegel MA: Host-microbiota interactions in immune-mediated diseases. Nat Rev Microbiol. 2020; 18 (9): 521–538.
Sharma D, Chaubey P, Suvarna V: Role of natural products in alleviation of rheumatoid arthritis – A review. J Food Biochem. 2021; 45 (4): e13673.
Skoldstam L, Hagfors L, Johansson G: An experimental study of a Mediterranean diet intervention for patients with rheumatoid arthritis. Ann Rheum Dis. 2003; 62: 208–14.
Street D et al: Interstitial pH in human skeletal muscle during and after dynamic graded exercise. J Physiol. 2001; 537: 993–998.
Vickers AJ, Vertosick EA, Lewith G, MacPherson H, Foster NE, Sherman KJ, Irnich D, Witt CM, Linde K: Acupuncture Trialists' Collaboration. Acupuncture for Chronic Pain: Update of an Individual Patient Data Meta-Analysis. J Pain. 2018; 19: 455–474.
Wang Z et al: Effectiveness of *Curcuma longa* Extract for the Treatment of Symptoms and Effusion-Synovitis of Knee Osteoarthritis. Ann Intern Med 2020; 173 (11): 861–869.
Wieland LS, Cramer H, Lauche R, Verstappen A, Parker EA, Pilkington K: Evidence on yoga for health: A bibliometric analysis of systematic reviews. Complement Ther Med. 2021: 102746.

Index

3. Auflage 2025

Erste Auflage 2024
insel taschenbuch 5034

Herausgegeben von Friedrich-Karl Sandmann
Redaktion und Lektorat: Eva Römer
Gestaltung und Satz: Sofarobotnik, Augsburg & München
Lithografie: Jan Russok, RR Creative Service
Druck: CPI books GmbH, Leck

Bildnachweis: Umschlagfoto: Benjamin Zibner, Berlin;
S. 12: Immanuel Albertinen Diakonie/Elisabeth Wittnebel;
S. 47: mit freundlicher Genehmigung von EndovivoProductions und J. C. Guimberteau M.D.; Fotos der Heilanwendungen: Immanuel Albertinen Diakonie/Carolin Ubl

Printed in Germany
ISBN 978-3-458-68334-6

Insel Verlag Anton Kippenberg GmbH & Co. KG
Torstraße 44, 10119 Berlin
info@insel-verlag.de
www.insel-verlag.de